El Punto Dulce de la Salud Cerebral

Por qué el azúcar en sangre es importante
para tener un cerebro despejado y sin neblinas

Dra Sui H. Wong MD FRCP

Índice

Introducción

¿Te has preguntado alguna vez por la conexión oculta entre lo que comes y cómo funciona tu cerebro? El rendimiento de tu cerebro está influido por lo que comes, cómo lo comes y cuándo lo comes. ¿Has oído alguna vez a alguien decir: "Últimamente tengo el cerebro un poco flojo"? Prepárate para conectar los puntos entre el funcionamiento de nuestro cerebro y el papel de la glucosa en sangre.

Este libro es una guía para descubrir cómo la glucosa en sangre afecta a nuestro pensamiento, y es un privilegio para mí ser tu compañero en esta exploración. Aporto a esta exploración más de dos décadas de experiencia médica como médica y neuróloga, mezclando los rigores del conocimiento médico con los principios holísticos de la medicina del estilo de vida.

Me motivó escribir este libro ver a menudo en mi práctica clínica el impacto del azúcar en sangre y la salud metabólica en la salud y el bienestar del cerebro. Por tanto, escribo este libro con la misión de capacitar a las personas con conocimientos de alta calidad para que tomen el control de su salud y bienestar.

Acompáñame mientras nos sumergimos en los detalles de cómo y por qué la glucosa en sangre desempeña un papel importante en nuestros procesos mentales, y qué puedes hacer al respecto.

Objetivos de este libro

He escrito este libro con estos objetivos centrales en mente:

1. **Comprender la conexión cerebro-glucosa:** Este libro te permitirá comprender cómo la conexión cerebro-glucosa influye en nuestra claridad mental y bienestar emocional.

2. **Estrategias prácticas para el control de la glucemia:** Este libro te dotará de herramientas -opciones dietéticas, ajustes del estilo de

vida y remedios naturales- esenciales para dominar el control de los niveles de glucosa en sangre.

3. **Capacitarte para mejorar tu salud y alcanzar el máximo rendimiento:** Más allá de las ganancias inmediatas, mi objetivo es capacitarte para que tomes el control de tu salud a largo plazo, previniendo afecciones como la resistencia a la insulina, la diabetes y sus problemas de salud cerebral asociados, mediante elecciones bien informadas.

Los conocimientos y habilidades que obtendrás de este libro te beneficiarán a corto y medio plazo, con medidas prácticas para sentirte mejor ahora, y también en los años venideros, mientras sientas las bases de los beneficios para la salud cerebral a largo plazo.

La relevancia de la glucosa en sangre y la salud cerebral

¿Qué importancia tiene tu nivel de glucosa en sangre para tu salud cerebral? Lo descubriremos en las próximas páginas.

- **Impacto en enfermedades como la prediabetes, la diabetes y la resistencia a la insulina:** Hablaremos de cómo maneja tu cuerpo el azúcar, así como del papel del azúcar en la resistencia a la insulina, la prediabetes y la diabetes. Comprender esta conexión te capacita para prevenir y controlar más eficazmente estas enfermedades.
- **Conexión con las capacidades cognitivas:** ¿Sabías que la glucosa está directamente relacionada con la función cognitiva? Comprender este vínculo nos capacita para maximizar la agudeza cognitiva día a día, y para prevenir el deterioro cognitivo. Abriremos puertas tanto a la prevención como a la intervención.
- **Papel crucial en la salud mental:** El flujo y reflujo de la glucosa puede influir en nuestro estado de ánimo y en nuestro bienestar mental general. Al comprender esta conexión, nos dotamos de más herramientas para fomentar la resiliencia mental y el bienestar.

El libro avanza a través de tres temas generales, cada uno de ellos diseñado para dotarte de conocimientos y estrategias esenciales para optimizar tu salud cerebral.

Tema 1: ¿Cómo funciona?

En los capítulos 1 a 4, veremos cómo la glucosa de tu cuerpo ayuda a funcionar a tu cerebro. Hablaremos de cómo tu cuerpo descompone los alimentos para producir glucosa y cómo ésta viaja hasta tu cerebro para darle energía. Aprenderás sobre la insulina, una hormona que controla la cantidad de azúcar en la sangre.

Tema 2: Cuando las cosas van mal

En el Capítulo 5, hablaremos de lo que ocurre cuando tus niveles de azúcar en sangre no son correctos. Hablaremos de cómo esto puede contribuir a problemas como la diabetes, la resistencia a la insulina y el deterioro de la salud vascular, así como del impacto que pueden tener tus niveles de azúcar en la salud de tu cerebro y en tu bienestar general.

Tema 3: Qué hacer al respecto

En los capítulos 6 a 11, te ofreceremos consejos prácticos para mantener el azúcar en sangre estable y el cerebro en plena forma. Hablaremos de cosas como qué comer, cómo mantenerte activo y formas de relajar la mente. Encontrarás sencillos pasos a seguir que te ayudarán a mantenerte sano y sentirte bien. Tanto si intentas evitar problemas como si te enfrentas a los que ya tienes, esta sección te dará las herramientas que necesitas para tomar el control de tu salud.

En estas páginas te guiaremos, paso a paso, sobre cómo mejorar y proteger tu salud cerebral. Considera este libro tu compañero amistoso, que arrojará luz sobre cómo funciona tu cerebro y te ayudará a optimizar tu salud cerebral.

Tema 1:

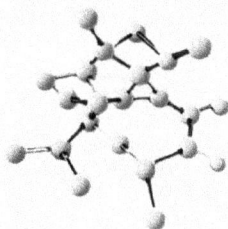

¿Cómo funciona?

Capítulo 1:

Comprender la conexión cerebro-glucosa

¿Te has preguntado alguna vez por qué a veces parece que tu cerebro funciona a toda máquina y otras veces va un poco lento? Imagínate esto: Tu cerebro es como un instrumento finamente afinado, y la clave de su melodía reside en el delicado equilibrio de la glucosa que circula por tu torrente sanguíneo. Comprender la conexión cerebro-glucosa no consiste sólo en saber qué es la glucosa; consiste en comprender cómo esta dulce sustancia desempeña un papel crucial en cada nota mental y en cada pensamiento. Entonces, ¿te has planteado alguna vez la conexión entre la glucosa y el rendimiento de tu cerebro?

Los fundamentos del metabolismo cerebral

Antes de empezar a explorar los elaborados detalles de la salud cerebral, establezcamos primero una base comprendiendo los fundamentos del metabolismo cerebral. Esta base nos dotará de los conocimientos esenciales necesarios para sumergirnos en cómo funciona y prospera nuestro cerebro.

La glucosa como combustible principal

La glucosa, que procede de la descomposición de los hidratos de carbono, es la principal fuente de energía de tu cerebro. Es el combustible que impulsa todo el elaborado funcionamiento del cerebro. Para que funcione bien, es esencial que el uso de la glucosa esté bien ajustado.

Si se altera el equilibrio energético en el cerebro, se prepara el terreno para diversos trastornos cerebrales (Mergenthaler et al., 2013). Esto puede afectar a la calidad del envío de mensajes en el cerebro, dañar las redes de células cerebrales y provocar trastornos que van desde tener problemas para pensar hasta trastornos más graves. Comprender esta estrecha relación entre la glucosa y el cerebro te abre oportunidades para apoyar la salud de tu cerebro.

Consumo de energía del cerebro

Imagina el cerebro como una bulliciosa ciudad dentro del cuerpo humano, donde cada neurona es un bullicioso ciudadano ocupado en diversas tareas. Esta actividad requiere un suministro de energía constante y robusto, como el vibrante pulso de una ciudad que nunca duerme.

Aunque el cerebro humano constituye un mero 2% del peso total del cuerpo, sus demandas energéticas son desproporcionadamente altas, ya que consume entre el 20 y el 25% de la energía corporal derivada de la glucosa. Esta energía se utiliza para diversas funciones, desde la regulación de los procesos corporales básicos hasta la realización de tareas cognitivas complejas (Mergenthaler et al., 2013). El considerable consumo de energía refleja la constante necesidad de señalización celular del cerebro, el mantenimiento celular y la sofisticada red de conexiones que gobiernan nuestros pensamientos, emociones y acciones.

Función cerebral y dependencia de la glucosa

La gran dependencia del cerebro de la glucosa es una elección estratégica, determinada por su eficacia, velocidad y precisión de funcionamiento. La glucosa satisface las formidables demandas energéticas de este órgano extraordinario.

Rendimiento cognitivo y niveles de glucosa

El cambio metabólico y la sensibilidad cognitiva a la glucosa (SGC) son conceptos útiles de entender cuando exploramos cómo gestiona el cerebro los cambios en los niveles de glucosa en sangre. **El cambio metabólico es la transición de la glucosa a la grasa como fuente de energía, y la SGC es el grado de dependencia de la glucosa para el rendimiento cognitivo.** Por ejemplo, un estudio sobre tareas cognitivas demostró que el consumo de azúcar tras un ayuno de 12 horas puede mejorar temporalmente la función cognitiva, especialmente en hombres con sobrepeso (Neukirchen et al., 2022). Este ejemplo pretende ilustrar que la CGS de algunas personas puede llevarlas a tomar sorbos de bebidas azucaradas a lo largo del día cuando trabajan en tareas cognitivas elevadas, pero lamentablemente este comportamiento las pone inadvertidamente en riesgo de diabetes.

En cambio, la estrategia a más largo plazo consiste en mejorar la flexibilidad metabólica.

La flexibilidad metabólica está relacionada con la eficacia del cambio metabólico, es decir, la capacidad del cuerpo para cambiar eficazmente las fuentes de combustible entre glucosa y cetonas. En este libro, trataremos las estrategias para mejorar tu flexibilidad metabólica mediante elecciones de estilo de vida, tratadas en los capítulos 6-10.

El equilibrio del azúcar en sangre de tu cuerpo

Las hormonas insulina y glucagón son mensajeros importantes que controlan los niveles de azúcar en sangre del organismo. Son como directores de tráfico, que ayudan a gestionar el flujo de azúcar. El cuerpo mantiene cuidadosamente un rango específico de niveles de glucosa en sangre para garantizar un funcionamiento óptimo.

Cuando comemos, sobre todo si hemos ingerido alimentos azucarados o ricos en almidón, nuestro nivel de azúcar en sangre aumenta. La insulina interviene para guiar ese azúcar al interior de nuestras células, donde puede utilizarse como energía. Es como abrir las puertas para que el azúcar entre en las células.

Cuando llevas un rato sin comer, tal vez entre comidas o durante la noche, tu nivel de azúcar en sangre puede empezar a bajar. Es entonces cuando interviene el glucagón. Indica al hígado que libere el azúcar almacenado en el torrente sanguíneo. Esto ayuda a evitar que la glucemia baje demasiado, asegurándonos un suministro constante de energía.

Nuestros músculos también desempeñan un papel crucial en el mantenimiento de los niveles de azúcar en sangre. Almacenan glucosa en forma de glucógeno, que una hormona llamada glucagón puede descomponer en glucosa cuando es necesario.

Cuanta más masa muscular tengamos, más eficaz será nuestro organismo para regular los niveles de azúcar en sangre, ya que los músculos son uno de los principales lugares de eliminación de la glucosa. Por lo tanto, mantener la masa muscular mediante el ejercicio regular y una dieta equilibrada es esencial para el control general de la glucemia, que trataremos en mayor profundidad en los próximos capítulos sobre las modificaciones del estilo de vida.

El control del apetito está estrechamente relacionado con los cambios en los niveles de glucosa después de las comidas, y el cerebro desempeña aquí un papel en la gestión del hambre y la saciedad.

El cerebro se adapta rápidamente en respuesta a las fluctuaciones de los niveles de glucosa en sangre, manteniendo las tareas esenciales a pesar de los cambios en la disponibilidad de energía.

En ayunas o siguiendo una dieta baja en carbohidratos, el cerebro puede utilizar las cetonas como fuente de energía alternativa cuando los niveles de glucosa son bajos. Las cetonas, derivadas de la descomposición de la grasa en el hígado, sirven como combustible de reserva vital para el cerebro en momentos de escasez de glucosa.

Sin embargo, las alteraciones de los mecanismos de control de la glucosa pueden provocar diversos problemas de salud, que afectan tanto al bienestar físico como al mental. Estos temas se estudiarán con más detalle en el Capítulo 4.

Sensores de glucosa en el cerebro

La detección de la glucosa se refiere a la capacidad de las células, en particular de las neuronas del cerebro, para detectar cambios en la concentración de glucosa (azúcar) en el torrente sanguíneo. Este mecanismo de detección permite a las células controlar y responder a las fluctuaciones de los niveles de glucosa, lo que es importante para mantener el equilibrio metabólico y regular diversos procesos fisiológicos, como el metabolismo energético, el apetito y la señalización hormonal. Echemos un vistazo rápido a cómo tu cuerpo se mantiene al tanto de este proceso.

- El papel del cerebro en la regulación de los niveles de glucosa lo gestionan una región especializada llamada hipotálamo y el tronco encefálico, que vigilan activamente los cambios en los niveles de azúcar en sangre.

- Los transportadores de glucosa, como unas proteínas especiales llamadas GLUT, ayudan a que el azúcar entre en las células cerebrales.

- Una vez absorbida, la glucosa se somete a procesos metabólicos para liberar energía vital para la función neuronal.

- Estas actividades metabólicas influyen en las señales eléctricas dentro de las neuronas.

- Los cambios en la actividad eléctrica provocan la liberación de neurotransmisores, facilitando la comunicación entre neuronas.

- El hipotálamo integra las señales de las neuronas que detectan la glucosa con la información procedente de otras partes del cuerpo. Esta integración permite al cerebro regular funciones esenciales como el apetito, el gasto energético y las señales hormonales.

Este proceso regulador ayuda a mantener el equilibrio metabólico en el organismo. Y la participación activa del cerebro en la gestión de los niveles de glucosa garantiza unas condiciones óptimas para una función cognitiva sostenida.

Integridad de la barrera hematoencefálica y niveles de glucosa

La barrera hematoencefálica actúa como un guardián vigilante de tu cerebro, permitiendo selectivamente la entrada de nutrientes y moléculas esenciales, al tiempo que impide el paso de sustancias potencialmente nocivas.

La glucosa desempeña un papel clave en el mantenimiento de este equilibrio. Las fluctuaciones en los niveles de glucosa pueden influir en la integridad de la estructura y función de la barrera hematoencefálica de dos formas principales.

En primer lugar, unas proteínas especializadas conocidas como transportadores de glucosa permiten el paso de la glucosa del torrente sanguíneo al cerebro. La alteración de los niveles de glucosa puede alterar la regulación de estos transportadores.

En segundo lugar, la alteración del metabolismo de la glucosa puede desencadenar cascadas inflamatorias que alteren las uniones estrechas entre las células que constituyen la barrera.

Como consecuencia del aumento de la permeabilidad de la barrera hematoencefálica, sustancias que normalmente están restringidas pueden entrar en el cerebro, con el consiguiente riesgo de neuroinflamación.

La interacción entre el metabolismo de la glucosa, la integridad de la barrera hematoencefálica y la salud neuronal tiene importantes implicaciones para la función cognitiva. Los cambios en los niveles de glucosa, si no se regulan eficazmente, pueden contribuir al deterioro cognitivo, lo que subraya la importancia de mantener niveles estables de glucosa para la salud cerebral a largo plazo.

Puntos clave

En nuestro primer capítulo, descubrimos algunos hechos apasionantes sobre cómo trabajan juntos tu cerebro y el azúcar en sangre.

- La glucosa en sangre es la fuente de energía preferida del cerebro, que consume entre el 20 y el 25% de la energía derivada del cuerpo a pesar de constituir sólo el 2% del peso corporal.

- El cuerpo mantiene el equilibrio del azúcar en sangre mediante hormonas como la insulina y el glucagón, y los factores del estilo de vida desempeñan un papel crucial en la regulación de la glucosa.

- Cuando no comes, tu cerebro utiliza eficazmente su energía, lo que garantiza que puedas seguir pensando incluso con una disponibilidad limitada de azúcar.

- La flexibilidad metabólica es la capacidad de cambiar fácilmente entre glucosa y grasa para obtener energía, y un concepto importante para comprender cómo afectan los niveles de glucosa al rendimiento cognitivo. En ella influyen factores relacionados con el estilo de vida que trataremos en capítulos posteriores.

- Mantener un nivel constante de glucosa en sangre es vital para una función cerebral óptima.

- La glucosa estable en sangre ayuda a proteger el cerebro manteniendo la barrera hematoencefálica, que protege contra la inflamación y favorece la salud cerebral a largo plazo.

***

A continuación, en el Capítulo 2, seguiremos profundizando en cómo influye tu glucemia en las funciones cerebrales.

Capítulo 2:
Dentro de las células cerebrales

Una vez producida la glucosa, entra en el torrente sanguíneo y el cuerpo puede utilizarla para producir energía. En este capítulo, profundizamos en la neurobiología de cómo las células cerebrales utilizan la glucosa.

Neurobiología del Metabolismo de la Glucosa

Dentro del cerebro, las neuronas y los astrocitos trabajan de forma coordinada para absorber la glucosa. A menudo se hace referencia a las neuronas como los mensajeros de información del cerebro. Son células especializadas encargadas de transmitir señales por todo el sistema nervioso. Imagínatelas como las directoras de este asombroso coro, dirigiendo el flujo de información dentro del cerebro.

Los astrocitos, por otra parte, son células en forma de estrella que proporcionan un apoyo crucial a las neuronas. Piensa en ellos como el equipo de bastidores que garantiza el buen funcionamiento de todo el rendimiento cognitivo. Entre sus muchas funciones, los astrocitos desempeñan un papel fundamental en la regulación del entorno cerebral y ayudan a las neuronas en momentos de mayor demanda.

En el Capítulo 1, exploramos el papel de la barrera hematoencefálica y comprendimos que sólo deja pasar cosas importantes, como la glucosa.

Imaginemos a los transportadores de glucosa (GLUT) como los porteros de una entrada VIP. Tienen la llave para abrir la puerta, asegurándose de que sólo entre la glucosa, el combustible preferido del cerebro. Este proceso controlado mantiene los niveles de energía del cerebro en el punto justo, como si regulase el acceso a una zona VIP.

Las neuronas y los astrocitos poseen mecanismos especializados para captar la glucosa del torrente sanguíneo.

Las neuronas son las principales consumidoras de glucosa y la transportan activamente a través de sus membranas celulares. Este proceso es vital para la producción de trifosfato de adenosina (ATP), la moneda energética celular que alimenta las actividades de las neuronas.

Los astrocitos, que actúan como células cerebrales auxiliares, también utilizan glucosa. Ayudan a trasladar un suministro constante y regulado de glucosa del torrente sanguíneo a las neuronas. Los astrocitos también convierten una parte de la glucosa en lactato, una fuente de energía adicional para las neuronas cuando están muy activas (Beard et al., 2021).

Vías del metabolismo de la glucosa

Una vez que las células cerebrales han absorbido la glucosa, ésta se descompone a través de dos vías: la glucólisis y la fosforilación oxidativa. Estas vías crean ATP, la moneda energética que alimenta todas las actividades del cerebro.

Ahora vamos a profundizar en estos dos pasos principales: la glucólisis y la fosforilación oxidativa.

La glucólisis inicia la descomposición de la glucosa en moléculas más pequeñas, liberando una modesta cantidad de energía. Piensa en ello como la primera chispa que prepara el escenario para un rendimiento de producción de energía más significativo.

Ahora, desglosemos los pasos clave de esta vía (Harris y Harper, 2015):

1. **Entrada de la glucosa:** La glucosa, principal protagonista, entra en la vía glucolítica.

2. **Inversión de energía:** Inicialmente, se utiliza un poco de energía para preparar la glucosa para las etapas posteriores.

3. **Desdoblamiento de la glucosa**: La glucosa se divide en dos moléculas más pequeñas, creando un par de compuestos de tres carbonos.

4. **Liberación de energía**: En este paso, se libera una modesta cantidad de energía, similar a una pequeña explosión de poder.

5. **Formación de ATP:** Parte de esta energía liberada se utiliza para producir algunas moléculas de ATP.

6. **Creación de piruvato:** Los compuestos de tres carbonos se procesan ulteriormente, formando finalmente piruvato.

La glucólisis sólo produce una pequeña cantidad de energía. Pero es importante porque pone en marcha el segundo paso que produce más energía: la fosforilación oxidativa.

La fosforilación oxidativa se desarrolla dentro de las mitocondrias, que son como pequeñas centrales eléctricas dentro de tus células. A través de una serie de pasos, las moléculas generadas a partir de la glucólisis entran en la mitocondria, para crear energía en forma de ATP (Deshpande y Mohiuddin, 2020), de la siguiente manera:

1. **Entrada mitocondrial:** Las moléculas producidas en la glucólisis pasan a la mitocondria.

2. **Ciclo del ácido cítrico (Ciclo de Krebs):** El viaje comienza con el ciclo del ácido cítrico, una serie de reacciones químicas que descomponen aún más las moléculas, extrayendo un poco más de energía.

3. **Cadena de transporte de electrones:** Este es el punto culminante de la función. Los electrones de alta energía generados en los pasos anteriores se mueven a través de una serie de proteínas en la membrana mitocondrial interna. A medida que viajan, se libera energía que se utiliza para bombear partículas de carga, llamadas protones, a través de la membrana.

4. **Síntesis de ATP:** Los protones bombeados crean un gradiente de energía. Los protones fluyen de vuelta a través de la membrana mitocondrial, a través de una proteína llamada ATP sintasa. Esto crea ATP para tu cerebro.

5. **El papel crucial del oxígeno:** El oxígeno desempeña un papel vital en este proceso, sirviendo como aceptor final de electrones. Asegura el flujo fluido de electrones a través de toda la cadena.

Papel de las mitocondrias en el metabolismo de la glucosa

En el ajetreado mundo de tu cerebro, las mitocondrias son como pequeñas fábricas que trabajan duro para convertir la glucosa en ATP, la moneda energética que necesita tu cerebro. Estas mitocondrias son diminutas cadenas de montaje en las que la glucosa pasa por una serie de pasos. Como acabamos de ver, cada parte de la mitocondria tiene su propio trabajo, como diferentes estaciones de trabajo, asegurándose de que la glucosa se convierta en ATP.

Todo este proceso es un sistema bien organizado, que proporciona un suministro constante de ATP para que la energía de tu cerebro fluya sin problemas. El papel de las mitocondrias en el manejo de la glucosa es vital, pues garantiza que tu cerebro se mantenga vivo y activo en todo lo que hace.

Aunque las mitocondrias son importantes productoras de energía en las células cerebrales, a veces pueden tener problemas. Estos problemas pueden perjudicar el funcionamiento normal del cerebro. Esto incluye afecciones en las que las mitocondrias dañadas contribuyen al desarrollo de enfermedades neurodegenerativas. Los problemas con las mitocondrias -como las fugas de membrana, los desequilibrios electrolíticos, la activación de vías que conducen a la muerte celular y la eliminación de las mitocondrias dañadas- se han relacionado con el desarrollo de enfermedades como el Alzheimer, el Parkinson, el Huntington y el ictus isquémico (Norat et al., 2020).

Demandas de energía del cerebro

El cerebro es como el resto del cuerpo, donde diferentes tipos de actividades necesitan diferentes cantidades de energía, dependiendo de la tarea y de lo intensa que sea.

Necesidades cerebrales de glucosa en reposo frente a activas

Cuando tu cerebro está en reposo, supervisando tranquilamente funciones esenciales como el mantenimiento de las funciones corporales y el mantenimiento de la consciencia básica, necesita menos glucosa. Durante esta fase, el cerebro funciona con un presupuesto energético más conservador, como una habitación poco iluminada que necesita menos energía.

Por el contrario, cuando tu cerebro pasa a un estado de actividad, como participar en tareas cognitivas, la demanda de glucosa aumenta drásticamente. Esto requiere una afluencia sustancial de glucosa para alimentar las mayores demandas de energía, permitiendo que el cerebro funcione de forma óptima.

Exigencias cognitivas y metabolismo de la glucosa

Durante las tareas cognitivas exigentes, determinadas regiones cerebrales intensifican su consumo de glucosa. Técnicas de imagen como la resonancia magnética funcional (RMf) revelan un mayor consumo de glucosa en zonas como el córtex prefrontal y el hipocampo, que son centros de cognición, memoria y aprendizaje. A medida que las tareas mentales se vuelven más desafiantes, el cerebro asigna estratégicamente los recursos, y el consumo de glucosa refleja la complejidad de la tarea en cuestión.

Los esfuerzos mentales sostenidos requieren una mayor actividad neuronal, lo que conlleva una mayor demanda de glucosa para mantener la concentración, el procesamiento de la información y las funciones cognitivas complejas. Durante las tareas mentales continuadas, hay una mayor demanda de energía, sobre todo en el córtex prefrontal. El agotamiento de los niveles de glucosa en esta zona puede provocar fatiga mental, disminución del estado de alerta y deterioro de la toma de decisiones. **Así pues, mantener niveles estables de glucosa en sangre es importante para una función cerebral óptima durante periodos prolongados de concentración cognitiva.**

Glucosa, estrés oxidativo y salud cerebral

Hablemos ahora de las especies reactivas del oxígeno (ERO). Ya hemos dicho que las mitocondrias son como las centrales eléctricas de la célula, que generan energía en forma de ATP. Las mitocondrias producen ROS como subproductos naturales al convertir la glucosa en energía. Sin embargo, este proceso tiene consecuencias (Liemburg-Apers et al., 2015).

Las ERO incluyen moléculas como el superóxido y el peróxido de hidrógeno, que son compuestos altamente reactivos. Cuando se producen en exceso, provocan estrés oxidativo. El equilibrio entre la producción de ROS y el estrés oxidativo es fundamental para la salud óptima de la célula.

Las fluctuaciones en los niveles de glucosa pueden provocar un desequilibrio en la producción de ROS por las mitocondrias. Cuando tenemos un exceso de glucosa, como cuando consumimos muchos alimentos azucarados o ricos en hidratos de carbono, las mitocondrias pueden acabar trabajando horas extras. Esto puede provocar un aumento de la producción de ROS.

El estrés oxidativo excesivo puede causar daños en los componentes celulares, incluidas las proteínas, los lípidos y el ADN, y se cree que desempeña un papel en las enfermedades neurodegenerativas.

Defensa antioxidante mitocondrial

Las mitocondrias disponen de un notable sistema de defensa para protegerse a sí mismas y a tus células cerebrales del daño potencial causado por el estrés oxidativo, especialmente cuando fluctúan los niveles de glucosa. Dentro de la mitocondria hay enzimas y moléculas que actúan como guardianes internos, contrarrestando los efectos de las ERO. Estos defensores desempeñan un papel crucial en el mantenimiento de un entorno equilibrado y en la prevención de daños excesivos.

Uno de los actores clave de este mecanismo de defensa es una enzima llamada superóxido dismutasa, que actúa como un carroñero, neutralizando las ROS dañinas (Jena et al., 2023). Otro componente esencial es el glutatión, una molécula que ayuda a reciclar y neutralizar las ERO, actuando como un conserje celular que mantiene ordenado el entorno interno.

En condiciones variables de glucosa, estos mecanismos de defensa se adaptan y ajustan su actividad. Cuando los niveles de glucosa son altos, lo que indica una afluencia de producción de energía, estos defensores mitocondriales se ponen en marcha para gestionar el posible aumento de ROS. Por el contrario, durante los periodos de glucosa baja, permanecen vigilantes en segundo plano, asegurando una defensa constante contra cualquier estrés oxidativo que pueda surgir.

Piensa que es un sistema de seguridad dinámico dentro de tus células, siempre listo para responder y adaptarse a las condiciones cambiantes. Esto garantiza la protección de tus mitocondrias y, en consecuencia, el bienestar de tus células cerebrales.

Mecanismos de defensa antioxidante en el cerebro

Dentro del cerebro también existe una sólida red de mecanismos de defensa naturales para contrarrestar el estrés oxidativo derivado del metabolismo de la glucosa. Las enzimas con propiedades antioxidantes, como la catalasa y la peroxidasa, actúan como poderosos guardianes dentro de las células cerebrales. Se dirigen a las moléculas reactivas nocivas y las neutralizan, impidiendo que causen daños a las estructuras celulares vitales. Las propias neuronas poseen mecanismos incorporados para combatir el estrés oxidativo, y los astrocitos, que apoyan a las neuronas, también actúan como carroñeros de las ERO.

Al igual que la defensa antioxidante mitocondrial, los mecanismos de defensa antioxidante del cerebro no son estáticos; se adaptan según las exigencias de los niveles variables de glucosa. Durante los periodos de aumento del metabolismo de la glucosa, estas defensas se intensifican para gestionar el posible aumento del estrés oxidativo. A la inversa, cuando la disponibilidad de glucosa es limitada, la maquinaria antioxidante del cerebro permanece activa en segundo plano, proporcionando una protección continua contra el daño potencial.

Cetonas vs. Glucosa: Combustibles cerebrales alternativos

Aunque la glucosa es la principal protagonista en el juego energético del cerebro, no es la única contendiente. Las cetonas, derivadas de la descomposición de las grasas, son una fuente de combustible alternativa que el cerebro también puede utilizar.

Durante los periodos de baja disponibilidad de glucosa, como el ayuno o el seguimiento de una dieta cetogénica, el organismo experimenta un cambio metabólico. En respuesta a la reducción de los niveles de glucosa, el hígado produce cetonas para proporcionar energía al cerebro.

En este estado cetogénico, el cerebro cambia su preferencia energética primaria de la glucosa a las cetonas. Las cetonas se convierten en un valioso sustituto, que mantiene las necesidades energéticas del cerebro incluso cuando la disponibilidad de glucosa es limitada. Algunas personas informan incluso de una mayor claridad mental y concentración cuando su cerebro se ha adaptado al uso de cetonas (Altayyar et al., 2022).

Esta flexibilidad metabólica refleja la notable capacidad del cerebro para mantener la funcionalidad en condiciones nutricionales variables. Mencionamos el beneficio de mejorar esta flexibilidad metabólica en el Capítulo 1. A lo largo de este libro, cubriremos medidas de estilo de vida que pueden mejorar tu capacidad para adaptarte a estas diferentes fuentes de combustible.

Comparación de Cetonas y Glucosa

Un aspecto clave de la comparación entre cetonas y glucosa está en la eficacia de la producción de energía. Las cetonas tienen la ventaja de ser más eficientes energéticamente. Cuando se metabolizan, las cetonas generan más ATP por unidad de oxígeno consumido que la glucosa. Esta mayor eficiencia sugiere que, libra por libra, las cetonas podrían proporcionar potencialmente más energía al cerebro.

La historia no termina con la eficiencia. Las investigaciones emergentes sugieren posibles efectos neuroprotectores asociados al metabolismo cetónico. Entre ellos se incluyen la resiliencia celular y la defensa contra el estrés oxidativo (Yang et al., 2019).

Se ha demostrado que la dieta cetogénica, diseñada para inducir un estado de cetosis, reduce la frecuencia de los ataques en algunos individuos con epilepsia. Además, en condiciones en las que el metabolismo de la glucosa en el cerebro está alterado, las cetonas pueden ser una prometedora fuente de energía alternativa. Por ejemplo, en la investigación sobre la enfermedad de Alzheimer, las cetonas pueden servir potencialmente como fuente de energía suplementaria para las células cerebrales, en situaciones de utilización comprometida de la glucosa (Ramezani et al., 2023).

Puntos clave

En este capítulo, hemos explorado cómo utiliza tu cerebro la glucosa y las cetonas para obtener energía, y el papel de la mitocondria en la producción de energía. Éstos son los puntos clave:

- La glucosa es el combustible principal del cerebro, pero no es la única opción. Las cetonas, derivadas de la descomposición de las grasas, pueden servir como fuente de energía alternativa.

- El metabolismo de la glucosa implica dos vías principales: la glucólisis y la fosforilación oxidativa. La glucólisis inicia el proceso de descomposición, mientras que la fosforilación oxidativa, que tiene lugar en las mitocondrias, produce la mayor parte de la energía del cerebro (ATP).

- Las mitocondrias son como pequeñas centrales eléctricas en las células cerebrales, que convierten la glucosa en ATP, la moneda energética que alimenta el cerebro.

- Las necesidades energéticas del cerebro varían en función de su actividad. Los estados de reposo requieren menos glucosa, mientras que las tareas cognitivas exigentes aumentan el consumo de energía en regiones cerebrales específicas.

- El cerebro tiene mecanismos de defensa naturales contra el estrés oxidativo, que puede producirse durante la producción de energía. Estas defensas se adaptan a los cambios en los niveles de glucosa, ayudando a proteger las células cerebrales.

***

Estas ideas subrayan la importancia de mantener estables los niveles de azúcar en sangre y mejorar tu flexibilidad metabólica. En el Capítulo 3, nos sumergiremos en el mundo de los problemas de azúcar en sangre. Vamos a descubrir formas de identificar los desequilibrios de tu azúcar en sangre y de comprender lo que significan.

Capítulo 3:
Identificación de los desequilibrios de glucosa en sangre

Los desequilibrios de la glucosa en sangre pueden tener un fuerte impacto en tu salud y bienestar generales. Cuando el control de la glucemia se ve afectado, puede dar lugar a varias afecciones.

La diabetes es una enfermedad en la que los niveles de azúcar en sangre son persistentemente altos. Quizá te sorprenda saber que en 2015 se estimaba que 30,2 millones de estadounidenses tenían diabetes, pero el 24% no había sido diagnosticado oficialmente (Chia et al., 2018). Esto significa que alrededor de 7,2 millones de estadounidenses tienen, sin saberlo, un impacto negativo en su salud debido a una diabetes no diagnosticada (y no tratada). Es bastante chocante. La ausencia de diagnóstico significa simplemente que la persona no está recibiendo el tratamiento correcto para controlar y cuidar su enfermedad, lo que puede dar lugar a más problemas de salud.

Sin embargo, independientemente de si tienes diabetes o no, tu salud general puede beneficiarse de la comprensión de cómo funcionan tus niveles de glucosa en sangre y de lo que ocurre. En este capítulo veremos cómo identificar los desequilibrios de la glucemia.

Comprender la variabilidad glucémica

En primer lugar, dediquemos un momento a comprender la variabilidad glucémica. Se refiere a las fluctuaciones de tus niveles de azúcar en sangre a lo largo del día.

Estas fluctuaciones influyen significativamente en diversos aspectos de tu bienestar mental. Por ejemplo, cuando bajan los niveles de azúcar en sangre, puedes experimentar cambios en el estado de ánimo, como irritabilidad o sensación de poca energía. Es como la atenuación de una luz cuando la fuente de alimentación no es constante. Del mismo modo, tu cognición puede verse afectada, con dificultades para concentrarte o recordar.

Por otra parte, mantener un suministro constante de glucosa garantiza que tu cerebro funcione con una claridad mental óptima. Es como proporcionar las condiciones ideales para que una habitación esté bien iluminada y funcione sin problemas. Cuando los niveles de azúcar en sangre son estables, tu cerebro puede realizar tareas cognitivas con mayor eficacia, mejorando tu capacidad para concentrarte, resolver problemas y retener información.

Factores que influyen en la variabilidad glucémica

Hay una serie de factores que afectan a la variabilidad glucémica. Tus elecciones alimentarias, tu grado de actividad, tus niveles de estrés, el sueño e incluso los cambios hormonales contribuyen al ritmo de tu glucemia. Comprender estos elementos te da el poder de afinar tu equilibrio glucémico. Profundizaremos en estos factores, y en cómo puedes mejorarlos, en los capítulos 6 y 7.

Variabilidad glucémica y resultados en salud

La investigación ha establecido un fuerte vínculo entre la variabilidad glucémica y los resultados para la salud, sobre todo en el contexto de la diabetes (Kota et al., 2013). Una alta variabilidad glucémica puede contribuir a la resistencia a la insulina, ya que los frecuentes picos y caídas de los niveles de azúcar en sangre pueden reducir la capacidad de respuesta de las células a la insulina, la hormona que regula la glucosa en sangre. Estas fluctuaciones pueden provocar complicaciones asociadas a la diabetes, aumentando el riesgo de afecciones como cardiopatías, problemas renales y neuropatías debidas a daños en vasos sanguíneos, nervios y órganos.

Las fluctuaciones frecuentes de los niveles de glucosa en sangre también pueden contribuir a la inflamación y alterar la función del endotelio, el revestimiento interno de los vasos sanguíneos. La disfunción endotelial es un factor clave en el desarrollo de la aterosclerosis, una enfermedad en la que las arterias se estrechan y endurecen, aumentando el riesgo de enfermedad cardiaca. Además, los niveles fluctuantes de glucosa también tienen el potencial de elevar tus niveles de colesterol.

Los niveles inestables de glucosa en sangre pueden provocar fluctuaciones de la tensión arterial (Sezer et al., 2020). Estas fluctuaciones, sobre todo si son frecuentes, pueden sobrecargar el sistema cardiovascular. La exposición prolongada a una presión arterial elevada aumenta el riesgo de enfermedad cardiaca e ictus.

Si los niveles de glucosa en sangre se mantuvieran elevados de forma constante (una situación conocida como hiperglucemia), podría producirse la formación de productos finales de glicación avanzada (AGE), que pueden contribuir a diversas complicaciones, como daños en los vasos sanguíneos, los nervios y los tejidos, con repercusiones en órganos como los riñones, los ojos y el corazón.

Por otra parte, si los niveles de glucosa en sangre se mantuvieran constantemente bajos (hipoglucemia), privarían al cerebro y a otros órganos vitales de la energía que necesitan, lo que podría causar síntomas como confusión, mareos y, en casos graves, inconsciencia. Por tanto, la regulación precisa de la glucosa en sangre por parte del organismo es crucial para mantener la salud general y prevenir posibles complicaciones.

Reconocer esta conexión es esencial para comprender el panorama más amplio de la salud general. Se trata de comprender cómo la variabilidad de los niveles de azúcar en sangre contribuye a diversos aspectos de la salud, más allá de una afección específica. En el Capítulo 6, descubriremos estrategias sobre cómo controlar y gestionar la variabilidad glucémica.

Hipoglucemia: Causas y síntomas

La hipoglucemia se produce cuando el nivel de glucosa en sangre desciende hasta un punto inferior al normal. Como muchas otras enfermedades, puede producirse como consecuencia del estilo de vida que llevamos. A continuación, se indican algunas causas potenciales:

- **Saltarse comidas:** Saltarse comidas de forma errática puede interrumpir el suministro regular de glucosa necesaria para las funciones corporales. Cuando esto ocurre, el organismo puede carecer de los hidratos de carbono necesarios para mantener los niveles de glucosa en sangre en algunos individuos susceptibles. La omisión errática de comidas puede considerarse de forma diferente al ayuno, y en el Capítulo 8 hablaremos de ello en detalle.

- **Ejercicio excesivo:** La actividad física aumenta la demanda de energía del organismo, procedente principalmente de la glucosa. Durante el ejercicio intenso o prolongado, los músculos utilizan más glucosa para satisfacer las necesidades energéticas. Sin una reposición suficiente a través de los alimentos, este aumento de la demanda puede provocar una disminución de los niveles de glucosa en sangre. Equilibrar el ejercicio con una nutrición adecuada es clave para prevenir la hipoglucemia asociada a una actividad física excesiva.

- **Sobredosis de insulina en pacientes diabéticos:** En las personas diabéticas, la insulina se utiliza habitualmente para controlar los niveles de azúcar en sangre. Sin embargo, una sobredosis de insulina puede provocar un rápido descenso de los niveles de glucosa en sangre, causando hipoglucemia. Es fundamental que las personas diabéticas sigan cuidadosamente las dosis de insulina prescritas, controlen regularmente los niveles de azúcar en sangre y coordinen los ajustes con los profesionales sanitarios para evitar el riesgo de hipoglucemia.

Síntomas y manejo inmediato

Cuando el nivel de azúcar en sangre de tu cuerpo baja demasiado, puede crearse una respuesta de estrés, que puede incluir síntomas de temblores, mareos o sudores fríos. Para las personas con diabetes que reciben inyecciones de insulina, a medida que la hipoglucemia se intensifica, puede evolucionar a síntomas graves como confusión o, en casos extremos, pérdida de conciencia.

Un enfoque proactivo para prevenir la hipoglucemia consiste en tener en cuenta el horario de tus comidas y tus elecciones alimentarias para estabilizar el azúcar en sangre.

La hipoglucemia recurrente se caracteriza por niveles bajos de azúcar en sangre repetidos que se producen con frecuencia y podrían tener un impacto negativo en el cerebro, contribuyendo a problemas cognitivos. Este estrés prolongado también puede contribuir a complicaciones cardiovasculares, afectando a la salud de tu corazón a largo plazo.

Hiperglucemia: Reconocer las señales de alarma

La hiperglucemia, o tener demasiado azúcar en la sangre, se produce cuando los niveles de azúcar en sangre se elevan por encima de lo normal. Puede provocar síntomas como aumento de la sed y micción frecuente, ya que el organismo intenta eliminar el exceso de azúcar. Estos signos pueden indicar el inicio de la diabetes, y pueden ir acompañados de fatiga y visión borrosa. Reconocer estas señales tempranas es crucial para mantener la salud y el bienestar generales.

Unos niveles de azúcar en sangre constantemente elevados pueden provocar retinopatía diabética, que daña los vasos sanguíneos de los ojos y puede causar problemas de visión o ceguera. Además, la hiperglucemia crónica puede provocar neuropatía, que afecta a la función nerviosa y causa síntomas como entumecimiento, hormigueo o dolor, sobre todo en las extremidades.

Hiperglucemia en no diabéticos

Aunque no tengas diabetes, a veces puede subirte el azúcar en sangre, sobre todo en momentos de estrés. Esto se denomina hiperglucemia inducida por el estrés. En una situación estresante -puede ser un examen, un plazo de entrega en el trabajo o cualquier otra situación desafiante- se activa la respuesta de estrés de tu cuerpo, que desencadena la liberación de hormonas como el cortisol y la adrenalina. Estas hormonas preparan tu cuerpo para una respuesta de "lucha o huida".

Aquí es donde entra en juego la conexión con el azúcar en sangre. Las hormonas liberadas durante el estrés indican al hígado que libere más glucosa en el torrente sanguíneo, proporcionando un rápido impulso de energía para hacer frente a la amenaza percibida. Es la forma que tiene tu cuerpo de prepararse para la acción, asegurándose de que tienes el combustible necesario para afrontar o escapar de una situación estresante.

A corto plazo, este aumento del azúcar en sangre es una respuesta normal y adaptativa. Tu cuerpo está diseñado para manejar el estrés ocasional, y este mecanismo te ayuda a rendir mejor en situaciones difíciles. Sin embargo, los problemas surgen cuando el estrés se vuelve crónico o frecuente.

Si la hiperglucemia inducida por el estrés se produce con demasiada frecuencia, puede forzar la respuesta insulínica de tu organismo, lo que con el tiempo puede provocar resistencia a la insulina. La insulina es una hormona que ayuda a las células a absorber la glucosa del torrente sanguíneo. Cuando el organismo se vuelve menos receptivo a la insulina, puede producirse una elevación persistente de los niveles de azúcar en sangre, precursora de la diabetes de tipo 2.

Así pues, aunque la hiperglucemia inducida por el estrés es natural y temporal, es esencial controlar el estrés crónico para prevenir posibles problemas de salud a largo plazo. Se trata de una estrategia de supervivencia que es beneficiosa con moderación, pero que merece atención si se convierte en algo frecuente.

Salud metabólica

El síndrome metabólico es una combinación de condiciones de salud que colaboran para aumentar el riesgo de enfermedad cardiaca, ictus y diabetes. Estas afecciones incluyen el aumento de la tensión arterial, la hiperglucemia, el exceso de grasa corporal que rodea los órganos internos (alrededor de la cintura) y niveles anormales de colesterol o triglicéridos. Para diagnosticar el síndrome metabólico se utilizan criterios específicos, como medir el perímetro de la cintura, comprobar los niveles de glucosa e insulina en ayunas, examinar los perfiles lipídicos y tomar medidas de la tensión arterial.

Cuando estas condiciones superan colectivamente ciertos umbrales, se identifican como síndrome metabólico. Comprender y controlar estos factores sirve de brújula, guiando a las personas lejos de posibles riesgos para la salud y hacia un camino de mayor bienestar.

Navegar por la resistencia a la insulina y la salud metabólica

El metabolismo actúa como sistema energético de tu cuerpo. Puesto que la energía es necesaria para todos los procesos y actividades corporales, tiene sentido que tu salud metabólica sea crucial para tu salud y bienestar generales. Como la mayoría de los sistemas de tu cuerpo, un desequilibrio en el sistema energético puede desencadenar problemas de salud.

La resistencia a la insulina es una afección con poder para desencadenar un desequilibrio en el metabolismo energético del organismo, lo que repercute en tu salud metabólica general. Pero, ¿qué es la resistencia a la insulina? Ocurre cuando tu cuerpo es incapaz de responder eficazmente a la insulina, una hormona que ahora sabemos que contribuye a tu función metabólica.

Cuando esto ocurre, tu cuerpo sobrecompensará produciendo aún más insulina, desencadenando un estado conocido como hiperinsulinemia. En este estado, pueden producirse varias consecuencias metabólicas, como hipertensión, niveles elevados de azúcar en sangre, niveles anormales de colesterol, aumento de la inflamación y mayor riesgo de coágulos sanguíneos. Y estas condiciones pueden dar lugar a otros efectos negativos.

La resistencia a la insulina puede ser precursora de afecciones de salud como la diabetes de tipo 2. Incluso se cree que la resistencia a la insulina podría preceder al desarrollo de esta enfermedad entre 10 y 15 años (Freeman & Pennings, 2019). Esto significa que prevenir la resistencia a la insulina podría ayudar a retrasar o detener la aparición de la diabetes tipo 2. Pero, ¿cómo hacerlo?

El perímetro de la cintura se ha utilizado como una forma sencilla de detectar la posible aparición de resistencia a la insulina. Si el perímetro de tu cintura es superior a la mitad de tu estatura, es posible que tengas -o corras un mayor riesgo de tener- resistencia a la insulina.

Afortunadamente, prevenir la resistencia a la insulina puede ser tan fácil como intervenir en el estilo de vida. Participa en una actividad física regular, mantén una dieta sana y controla tu peso de forma eficaz. En capítulos posteriores, veremos más detenidamente cómo estas actividades pueden ayudarte a controlar tu salud y protegerte de la resistencia a la insulina. Si tienes algún problema de salud, es posible que tengas que consultar a tu médico antes de hacer cambios o adoptar una nueva actividad física o dieta.

Es recomendable que acudas a revisiones médicas frecuentes con tu profesional sanitario, sobre todo si te preocupa la resistencia a la insulina. Durante el chequeo, tu proveedor de asistencia sanitaria puede evaluar tu tensión arterial, azúcar en sangre, niveles de colesterol y niveles de estrés. Si en tu familia hay antecedentes de diabetes, asegúrate de mencionárselo a tu médico para que puedas tomar medidas proactivas para cuidar de tu salud y retrasar o prevenir la aparición de esta enfermedad.

Antes de pasar a la siguiente sección, reflexiona sobre lo que has aprendido y recuerda que tu salud continua merece el esfuerzo que supone mantenerla. Entender cómo se analiza tu glucosa en sangre también puede ayudarte a tomar decisiones con conocimiento de causa cuando hables de tu salud durante un chequeo.

Métodos de análisis de glucosa en sangre

Es importante que te controles regularmente los niveles de glucosa, y esto puede hacerse como parte de tu chequeo médico con tu médico o profesional sanitario. Esto te permite controlar mejor tu salud y te da la oportunidad de gestionar cualquier situación que pueda surgir antes de que se descontrole.

Existen diversos métodos para medir la glucosa en sangre, desde las técnicas tradicionales a las más avanzadas. Empecemos explorando las pruebas tradicionales de punción en el dedo. Este método consiste en un pequeño pinchazo en el dedo, del que se extrae una gota de sangre. A continuación, la sangre se aplica a una tira reactiva, y un medidor de glucosa lee la concentración, proporcionando una instantánea rápida de tu nivel actual de glucosa en sangre. Esto da resultados fiables, pero tienes que parar y comprobar tu sangre en ese momento. Es una pequeña pausa en tu día.

La monitorización continua de la glucosa es otra forma de controlar los niveles de glucosa en sangre a lo largo del día. Un dispositivo especializado, conocido como monitor continuo de glucosa (MCG), utiliza un sensor que se introduce en la piel para medir los niveles de glucosa.

A continuación, el sensor mide los niveles de glucosa en el líquido que se encuentra entre tus células, y estos datos se almacenan en tu smartphone, donde pueden compartirse con tu profesional sanitario. La monitorización continua de la glucosa la utilizan generalmente las personas que padecen diabetes de tipo 1 o de tipo 2.

Esto se debe a que un MCG puede medir continuamente los niveles de glucosa en sangre, permitiéndote comprender cómo cambian estos niveles y qué puede estar afectándolos. Esta información es valiosa para ayudarte a tomar decisiones informadas sobre los alimentos y bebidas que consumes, los medicamentos que tomas y el nivel de actividad que realizas, de modo que puedas mantener tus niveles de glucosa en sangre dentro de los límites seguros.

Para tener una visión más amplia, existen pruebas como la prueba de tolerancia oral a la glucosa (PTGO) y la prueba de hemoglobina A1c. La OGTT implica ayunar y consumir una solución de glucosa para seguir la respuesta del organismo, mientras que la hemoglobina A1c ofrece una perspectiva a más largo plazo al medir los niveles medios de glucosa durante tres meses.

También está el método histórico del análisis de glucosa en orina, que identifica la presencia de glucosa en la orina como indicio de un nivel elevado de azúcar en sangre. Cada método contribuye a una comprensión global de los niveles de glucosa en sangre y desempeña un papel crucial en la gestión de la propia salud.

Curiosamente, puede surgir una tecnología de Inteligencia Artificial que proporcione a las personas recomendaciones personalizadas para controlar sus niveles de glucosa en sangre. A medida que continúen la investigación y la innovación, podemos anticipar aún más avances, haciendo que el control de la glucemia no sólo sea eficiente, sino también más inteligente y adaptado a las necesidades individuales.

Puntos clave

En este capítulo hemos aprendido a detectar problemas con nuestros niveles de azúcar en sangre. Aquí tienes algunos puntos importantes que debes recordar:

- Piensa en tu nivel de azúcar en sangre como una corriente constante. Las fluctuaciones pueden afectar a tu estado de ánimo, energía y capacidades cognitivas. Unos niveles estables de glucosa proporcionan unas condiciones óptimas para pensar con claridad y concentrarse.

- Tu dieta, actividad física, niveles de estrés y sueño contribuyen al ritmo de tu glucemia. Comprender estos factores te capacita para gestionar y afinar tu salud diaria.

- La investigación muestra una fuerte relación entre la variabilidad glucémica y la salud, especialmente en la diabetes. Una variabilidad elevada puede provocar resistencia a la insulina y se asocia a complicaciones como enfermedades cardiacas, problemas renales y neuropatía.

- Mantener una buena salud metabólica es vital tanto para nuestro cuerpo como para nuestro cerebro. Esto implica abordar la resistencia a la insulina y tomar medidas proactivas para prevenir o mejorar la salud metabólica mediante cambios en el estilo de vida.

***

A continuación, el Capítulo 4 nos adentra en la conexión entre cómo nos sentimos y el azúcar en sangre. Descubriremos cómo mantener bajo control el azúcar en sangre no sólo es importante para nuestro organismo, sino que también es crucial para nuestro estado de ánimo y nuestra salud mental.

Capítulo 4:
Salud mental, estado de ánimo y glucosa en sangre

¿Sabes que el impacto más amplio del azúcar en sangre va más allá de los niveles de energía? ¿Y si pudiera influir en tu estado de ánimo, en tu bienestar mental e incluso en tus experiencias cotidianas?

Merece la pena reconocer el profundo impacto que las fluctuaciones de azúcar en sangre tras las comidas pueden ejercer sobre nuestro estado de ánimo general y nuestro bienestar a lo largo del tiempo. Las investigaciones sugieren que el consumo de alimentos y bebidas azucarados no sólo puede contribuir a las fluctuaciones inmediatas de los niveles de glucosa en sangre, sino que también podría tener implicaciones a largo plazo para la salud mental.

Glucosa en sangre y regulación emocional

¿Sabes que algunos días te sientes en la cima del mundo y otros no tanto? Pues resulta que tu nivel de azúcar en sangre puede tener algo que ver (Kay, 2019). En este capítulo, nos sumergiremos en la ciencia de cómo tus niveles de glucosa pueden influir en tu estado de ánimo y estabilidad emocional.

Dentro de tu cuerpo, el cerebro y el sistema endocrino trabajan en tándem para regular diversas funciones, incluido tu estado de ánimo. Cuando fluctúan los niveles de glucosa en sangre, se desencadena una cascada de acontecimientos, empezando por tus neurotransmisores, que son sustancias químicas que transmiten señales entre las células nerviosas. Los principales neurotransmisores afectados son la serotonina, la dopamina y la norepinefrina, que desempeñan papeles fundamentales en la regulación del estado de ánimo y las respuestas emocionales. Los cambios en los niveles de glucosa en sangre pueden afectar a su síntesis, liberación y recaptación, provocando alteraciones del estado de ánimo.

Simultáneamente, la insulina desempeña un papel importante en la regulación emocional. Al facilitar la absorción de glucosa en las células desde el torrente sanguíneo, la insulina garantiza un suministro constante de combustible para las actividades celulares, incluidas las que intervienen en el mantenimiento de la estabilidad emocional y la regulación del estado de ánimo.

Además, el equilibrio hormonal, incluida la liberación de hormonas del estrés como el cortisol, está relacionado con tu glucosa en sangre. Las fluctuaciones pueden influir en la secreción de estas hormonas, contribuyendo a las respuestas emocionales y a la estabilidad.

Pero aquí está la gran revelación: **Un nivel irregular de azúcar en sangre no consiste sólo en sentirse un poco raro.** De hecho, puede estar relacionada con graves trastornos del estado de ánimo. La investigación ha establecido correlaciones entre los niveles irregulares de glucosa en sangre y afecciones como la ansiedad y el trastorno bipolar. Estas conexiones subrayan la relación entre la regulación de la glucosa en el organismo y la salud mental (Calkin et al., 2013).

En el caso de la ansiedad, las fluctuaciones de la glucosa en sangre contribuyen a aumentar la sensación de malestar e inquietud. En el caso del trastorno bipolar, caracterizado por cambios extremos de humor entre estados maníacos y depresivos, los niveles irregulares de glucosa en sangre podrían desempeñar un papel en la intensificación de estos episodios.

Alimentar la resiliencia emocional mediante el equilibrio de la glucosa en sangre

Comprender la conexión vital entre la glucemia y el bienestar emocional abre la puerta a estrategias potenciadoras. Adoptando decisiones dietéticas conscientes y realizando sencillos ajustes en tu estilo de vida, tienes la clave para fomentar la estabilidad emocional. Éstos se tratan en profundidad en la segunda mitad de este libro.

Equilibrio del azúcar en sangre y respuesta al estrés

La relación entre el equilibrio del azúcar en sangre y la respuesta del organismo al estrés nos proporciona una visión esencial de nuestro bienestar general. El eje hipotalámico-hipofisario-suprarrenal (HPA) es un actor clave en el sistema de respuesta al estrés del organismo. En situaciones de desequilibrio glucémico, especialmente en afecciones como la prediabetes y la diabetes de tipo 2, el eje HPA puede experimentar una función alterada.

Pero, ¿qué es el eje HPA?

- **El hipotálamo** es el centro de control de tu cerebro que detecta el estrés y señala los pasos a seguir.

- **La hipófisis** libera hormonas que dan instrucciones a otras glándulas, sobre todo a las suprarrenales.

- **Las glándulas suprarrenales** bombean hormonas del estrés, incluido el cortisol, en respuesta a la señal de la hipófisis.

Por ello, un funcionamiento alterado del eje HPA puede repercutir negativamente en nuestro bienestar general. Esto podría dar lugar a problemas adicionales, como una mayor susceptibilidad a la depresión. Más allá de la salud mental, las alteraciones de este eje pueden desencadenar efectos secundarios como el aumento de la gluconeogénesis (producción de glucosa) y la dislipidemia (niveles anormales de lípidos).

El estrés también actúa como un desencadenante adicional y activa aún más el eje HPA, aumentando la respuesta al estrés y liberando hormonas del estrés como el cortisol. La respuesta al estrés es un proceso normal del organismo, pero pueden surgir problemas cuando el estrés se vuelve persistente y crónico. He aquí un rápido vistazo a lo que ocurre dentro de tu cuerpo cuando experimentas estrés crónico:

- El estrés inicia subidas hormonales, que incitan al hígado a liberar más glucosa en el torrente sanguíneo para satisfacer las mayores demandas de energía.

- Los niveles elevados de azúcar en sangre son el resultado de esta mayor liberación de glucosa

- La liberación de insulina intenta regular el azúcar en sangre, pero el estrés excesivo puede disminuir la eficacia de la insulina, reduciendo su eficiencia.

- Un nivel elevado de azúcar en sangre exacerba los síntomas del estrés, provocando cambios de humor, irritabilidad y malestar general, intensificando la respuesta al estrés.

- Esto crea un patrón cíclico: El estrés influye en el azúcar en sangre, y el azúcar en sangre influye en el estrés, formando un bucle continuo que puede intensificarse si no se aborda.

En los próximos capítulos, cubriremos las estrategias de estilo de vida que te ayudarán a romper este ciclo, incluyendo el sueño, la nutrición, el ejercicio y mucho más.

Azúcares alimentarios y depresión

Recuerda que, aunque el azúcar se encuentra en los dulces, la pasta, el pan y los productos horneados, también se encuentra en las verduras, los cereales y las frutas. En otras palabras, aunque no estés añadiendo azúcar activamente a tu comida, lo más probable es que estés consumiendo azúcar. ¿Cómo puede afectar esto a tu estado de ánimo?

Dependiendo de los alimentos que comas, el tipo de azúcar que ingieras puede tener distintos efectos sobre tu mente y tu cuerpo. Por ejemplo, es menos probable que los azúcares naturales que se encuentran en la fruta y la verdura afecten a tu salud mental o a tu estado de ánimo, y es menos probable que contribuyan a problemas de salud adicionales como el aumento de la inflamación. Además, las frutas y verduras contienen fitonutrientes que son antioxidantes y protegen tus mitocondrias y células cerebrales. Sin embargo, los azúcares procesados, como los que se encuentran en los dulces y los hidratos de carbono refinados, contribuyen a menudo a una mala salud mental y a trastornos del estado de ánimo debido a su capacidad para desencadenar la inflamación en todo el organismo y a la naturaleza adictiva de estos tipos de azúcar.

Se puede considerar que el azúcar tiene cualidades adictivas debido a su capacidad para interactuar con tu cerebro y estimular su centro de recompensa. Esto significa que comer azúcar te produce placer. Así pues, cada vez que sientas una emoción negativa, como estrés o tristeza, es posible que busques un alimento azucarado que te ayude a sentirte mejor. Cuando esto se convierte en un hábito, puedes encontrarte irritable o enfadado cuando no consumes azúcar, y esto se suma a las emociones negativas que ya puedes estar experimentando. Pero, ¿qué ocurre en tu cuerpo cuando ingieres azúcar?

Cuando consumimos grandes cantidades de azúcares procesados, nuestro cuerpo experimenta un rápido pico en los niveles de glucosa en sangre. En respuesta, el páncreas libera insulina para ayudar a las células a absorber y utilizar este exceso de glucosa como energía. Sin embargo, este rápido aumento de la glucemia suele ir seguido de un rápido descenso, lo que da lugar a un trastorno que suele denominarse *hipoglucemia reactiva*. Merece la pena señalar que, aunque no cumpla exactamente los criterios médicos de la hipoglucemia basados en los registros de glucosa en sangre, la rapidez de esta reducción podría desencadenar síntomas similares a los de la hipoglucemia.

Esta perspectiva se basa en mis propias experiencias y observaciones en mi práctica clínica. Me ha llevado a investigar cómo experimentan los pacientes no diabéticos los síntomas asociados a este rápido descenso de los niveles de azúcar en sangre mediante la monitorización continua de la glucosa. Curiosamente, he descubierto que adoptar estrategias específicas de estilo de vida -como las que se exponen en este libro- puede ayudar a estabilizar este tipo de fluctuación del azúcar en sangre.

Ten en cuenta que la fluctuación de los niveles de azúcar en sangre puede desencadenar diversas respuestas fisiológicas. El cuerpo percibe el rápido descenso de la glucosa como un factor estresante, lo que provoca la liberación de hormonas del estrés, como el cortisol y la adrenalina. Estos cambios hormonales pueden afectar a los neurotransmisores del cerebro, incluida la serotonina, que desempeña un papel crucial en la regulación del estado de ánimo.

Aunque está bien darnos un capricho de vez en cuando, es importante recordar que demasiado azúcar puede no ser bueno para nuestro estado de ánimo. Comer una mezcla de alimentos diferentes con nutrientes importantes para nuestro organismo puede ayudarnos a mantener a raya tanto nuestra salud física como mental. Y si deseas consumir un dulce, piensa en tomarlo después de una comida equilibrada para evitar los picos y bajones de azúcar.

Consumo de azúcar e inflamación

Cuando consumimos cantidades excesivas de azúcar, especialmente en forma de azúcares procesados y refinados que se encuentran en diversos alimentos, puede desencadenarse una respuesta inflamatoria en el organismo (Ma et al., 2022). Este proceso implica la liberación de moléculas inflamatorias, como las citocinas, ya que el cuerpo reacciona ante la amenaza percibida que supone el aumento repentino de azúcar.

El consumo crónico y excesivo de azúcar puede provocar una inflamación prolongada, un estado que suele denominarse inflamación sistémica. Esta inflamación no afecta sólo a una parte concreta del cuerpo, sino que puede convertirse en una afección generalizada y persistente. En el contexto de la salud mental, esta inflamación sistémica puede tener implicaciones para el cerebro.

El cerebro es especialmente sensible a la inflamación, y los estudios han sugerido que la inflamación crónica puede contribuir al desarrollo y la progresión de los trastornos mentales, incluida la depresión (Lee y Giuliani, 2019). La inflamación puede afectar al equilibrio de los neurotransmisores, alterar los circuitos neuronales e influir en la función de las regiones cerebrales asociadas a la regulación del estado de ánimo.

Por lo tanto, la relación entre el consumo de azúcar y la inflamación se convierte en un factor digno de mención a la hora de comprender cómo pueden influir las elecciones dietéticas en la salud mental. Reducir la ingesta de alimentos azucarados puede contribuir a controlar la inflamación y, en consecuencia, a mejorar el bienestar mental, sobre todo en las personas propensas a la depresión o que la padecen.

Impacto en el microbioma intestinal

Desentrañemos el impacto de una dieta rica en azúcar en el microbioma intestinal, algo que desempeña un papel crucial en nuestro bienestar mental. Tu microbioma intestinal es una bulliciosa comunidad de organismos diminutos, cada uno con un trabajo específico, y cuando consumes demasiado azúcar, es como enviar una fuerza perturbadora a esta comunidad.

Un exceso de azúcar puede alterar el equilibrio de las bacterias buenas y malas de tu intestino y provocar una enfermedad conocida como disbiosis, en la que se altera la armonía de tu comunidad intestinal. ¿Por qué afecta esto a la salud mental? Bueno, el intestino y el cerebro tienen una línea de comunicación constante, a menudo denominada eje intestino-cerebro.

Cuando el microbioma intestinal está desequilibrado, puede enviar señales al cerebro que podrían influir en el estado de ánimo y las emociones. Algunos estudios sugieren incluso que un microbioma intestinal poco saludable podría estar relacionado con problemas de salud mental, incluidos sentimientos de ansiedad y depresión (Clapp et al., 2017). Si te interesa profundizar en el fascinante vínculo entre la salud intestinal y la función cerebral, puedes leer otro de mis libros, que forma parte de esta serie Salud Cerebral y Bienestar, y que profundiza en las conexiones de la relación intestino-cerebro. Consulta el Apéndice para estar al día sobre los libros pertinentes de esta serie.

Los alimentos ultraprocesados (UPF) suelen contener emulgentes y conservantes que pueden alterar tu microbioma intestinal. Además, el método de ultraprocesado y los azúcares ocultos de los UPF pueden provocar picos de azúcar en sangre. Los UPF están diseñados para ser muy apetecibles, lo que a menudo conduce a un consumo excesivo. Si te interesa saber más, consulta mi libro *Quit Ultra-Processed Foods Now (también disponible en español)*, donde comparto una estrategia práctica de 6 pasos para abandonar los UPF, a través de este enlace: **https://books2read.com/quitupf**

Puntos clave

Este capítulo puso de relieve la conexión entre lo que comemos y cómo afecta a nuestro estado de ánimo y bienestar mental.

- Las fluctuaciones de los niveles de glucosa en sangre repercuten en la estabilidad emocional y también se asocian a trastornos graves del estado de ánimo, como la ansiedad y el trastorno bipolar. El cerebro y el sistema endocrino colaboran para controlar el estado de ánimo, y neurotransmisores como la serotonina y la dopamina se ven afectados por las fluctuaciones del azúcar en sangre.

- La insulina, liberada en respuesta a la glucosa, ayuda a las células a absorber la glucosa para obtener energía. Los desequilibrios en la glucemia pueden alterar la función de la insulina y afectar al modo en que las células utilizan la glucosa. Las hormonas como el cortisol, relacionadas con el estrés, también se ven influidas por las fluctuaciones de la glucosa en sangre, lo que repercute en las respuestas emocionales.

- Las elecciones dietéticas equilibradas y las medidas relacionadas con el estilo de vida, como el sueño, la actividad física, la Atención Plena y la gestión del estrés, pueden favorecer unos niveles estables de glucosa en sangre.

***

El próximo capítulo nos ilustrará sobre los efectos a largo plazo de una glucemia desregulada sobre la salud cerebral.

Tema 2:

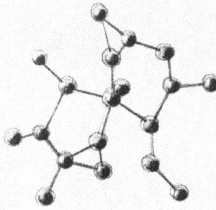

Cuando las cosas van mal

Capítulo 5:

Efectos a largo plazo de la desregulación de la glucosa en sangre sobre la salud cerebral

¿Sabes cómo podría afectar a tu salud cerebral una desregulación prolongada de la glucosa en sangre? Al profundizar en esta cuestión se descubre una complicada relación entre los cambios de la glucemia y distintos aspectos de la función y la estructura cerebrales.

Hiperglucemia crónica y deterioro cognitivo

Aunque los picos breves de glucosa en sangre pueden afectar momentáneamente a la función cognitiva, la verdadera preocupación reside en la hiperglucemia crónica, o elevación sostenida de los niveles de azúcar en sangre a lo largo del tiempo. Esta exposición prolongada tiene consecuencias profundas y duraderas para la salud cerebral, aumentando el riesgo de deterioro cognitivo y de enfermedades neurodegenerativas.

Los niveles de glucosa persistentemente elevados contribuyen a la formación de productos finales de glicación avanzada (AGE). Estos compuestos pueden acumularse en diversos tejidos, incluido el cerebro, y se han asociado con la inflamación y el estrés oxidativo, ambos problemas para la salud neuronal (Twarda-Clapa et al., 2022). Esta inflamación persistente puede perjudicar la concentración y la memoria y aumentar el riesgo de afecciones graves como la demencia.

La elevación crónica de los niveles de glucosa en sangre también puede provocar un aumento del estrés oxidativo. Este desequilibrio entre antioxidantes y radicales libres puede dañar las mitocondrias y las células, incluidas las neuronas, y contribuir al envejecimiento del cerebro. La hiperglucemia crónica también está estrechamente relacionada con la resistencia a la insulina, en la que las células responden menos a la insulina.

Dado que la insulina desempeña un papel crucial en la función cerebral, su deterioro puede repercutir negativamente en los procesos cognitivos.

Además, la exposición prolongada a niveles elevados de glucosa puede contribuir a la disfunción de la barrera hematoencefálica, una barrera protectora que regula el paso de sustancias al cerebro. Esto puede permitir potencialmente la entrada de sustancias nocivas en el cerebro, afectando a su salud. Los niveles elevados de glucosa también pueden influir en el equilibrio de los neurotransmisores, afectando a la comunicación entre neuronas. Esta alteración de la señalización puede contribuir a los trastornos cognitivos.

La resistencia a la insulina y su impacto en el cerebro

Cuando se produce resistencia a la insulina, la glucosa encuentra obstáculos para entrar en nuestras células cerebrales, lo que conduce a una menor disponibilidad de esta fuente vital de energía. El deterioro de la captación de glucosa puede provocar déficits energéticos. Las consecuencias de esto pueden manifestarse como disfunción cognitiva. Esto puede incluir dificultades de concentración, lapsus de memoria y una disminución general del rendimiento cognitivo.

Además de gestionar la glucosa, la insulina también sirve de escudo para las células cerebrales, preservando su bienestar y apoyando una función cognitiva óptima. Sin embargo, cuando se produce resistencia a la insulina, se desmantela la función neuroprotectora que proporciona la insulina. Esto puede dejar a las células cerebrales vulnerables a diversos factores de estrés y a posibles daños. Las consecuencias de esto pueden ser de gran alcance. El deterioro cognitivo se convierte en una preocupación a medida que se debilitan los mecanismos de defensa del cerebro.

Resistencia a la insulina y enfermedad de Alzheimer

El reconocimiento de la fuerte asociación entre la resistencia a la insulina y la enfermedad de Alzheimer ha hecho que algunos científicos se refieran a la enfermedad de Alzheimer como "diabetes de tipo 3" (de la Monte y Wands, 2008).

Del mismo modo que la diabetes afecta a la capacidad del organismo para controlar el azúcar en sangre, la resistencia a la insulina, que es un aspecto clave de la diabetes de tipo 2, afecta a algo más que al control de la glucosa. Pone en marcha una serie de acontecimientos que contribuyen al desarrollo y la progresión de la enfermedad de Alzheimer. Esto pone de relieve la importancia de mantener la sensibilidad a la insulina para la salud general del cerebro.

Entender la enfermedad de Alzheimer como una "diabetes de tipo 3" en algunas personas pone de relieve que esta afección neurodegenerativa no sólo tiene que ver con la pérdida de memoria, sino que también implica conexiones con procesos metabólicos, en particular los regulados por la insulina.

Salud vascular, glucemia y cerebro

Cuando hablamos de mal control de la glucemia, nos referimos a las dificultades para gestionar los niveles de azúcar en nuestro torrente sanguíneo. Imagina tus vasos sanguíneos como delicadas autopistas que deben permanecer despejadas y funcionales para que todo funcione sin problemas. Cuando la glucemia es elevada de forma constante, puede causar daños en estas redes de transporte vitales, nuestros vasos sanguíneos. Es como una marea alta constante que erosiona los bordes de la orilla de un río. Esta tensión continua sobre los vasos puede provocar una enfermedad conocida como demencia vascular.

La demencia vascular se produce cuando el cerebro no recibe suficiente sangre y, por tanto, tampoco suficiente oxígeno y nutrientes. Imagínatelos como interrupciones en la fluidez del tráfico a lo largo de las autopistas. Estas interrupciones, causadas por el deterioro de los vasos sanguíneos, pueden afectar a nuestras funciones cognitivas.

Existen un par de mecanismos por los que un mal control de la glucosa puede provocar daños en los vasos sanguíneos:

- El revestimiento interno de los vasos sanguíneos, denominado endotelio, puede verse alterado por los niveles elevados de azúcar. Esta disfunción reduce la capacidad de los vasos sanguíneos para regular el flujo sanguíneo y mantener el equilibrio en el organismo.

- Un nivel elevado de azúcar en sangre desencadena una respuesta inflamatoria en el organismo. Esta inflamación puede dañar las paredes de los vasos sanguíneos, haciéndolos más susceptibles a diversos problemas.

- El exceso de azúcar en el torrente sanguíneo puede provocar la formación de AGE. Estos compuestos pueden acumularse en los vasos sanguíneos, favoreciendo su rigidez y reduciendo su flexibilidad.

- Los niveles elevados de glucosa contribuyen a aumentar el estrés oxidativo, en el que se produce un desequilibrio entre la producción de radicales libres y la capacidad del organismo para contrarrestarlos. Este estrés oxidativo puede dañar los tejidos de los vasos sanguíneos.

- Un nivel elevado de azúcar en sangre puede provocar un aumento del grosor de la sangre. Esto dificulta que la sangre fluya suavemente por los vasos, sometiéndolos a una tensión adicional.

Impacto de la variabilidad glucémica en el flujo sanguíneo cerebral

¿Recuerdas nuestra discusión anterior sobre la variabilidad glucémica? Pues bien, es hora de unir los puntos y comprender cómo esas fluctuaciones de los niveles de glucosa en sangre pueden desempeñar un papel en el flujo sanguíneo cerebral, influyendo en nuestra salud y función cerebrales.

La variabilidad glucémica se refiere a las fluctuaciones de los niveles de azúcar en sangre a lo largo del tiempo. Estos altibajos pueden tener un impacto notable en los vasos sanguíneos, incluidos los que suministran sangre al cerebro. He aquí cómo se desarrolla:

Los picos y descensos bruscos de los niveles de glucosa en sangre desencadenan una respuesta en los vasos sanguíneos. Los aumentos rápidos pueden provocar una dilatación (ensanchamiento) de los vasos sanguíneos, mientras que los descensos bruscos pueden causar una constricción (estrechamiento). Con el tiempo, estos cambios dinámicos afectan al flujo sanguíneo cerebral global (Corinne O'Keefe Osborn, 2017).

El cerebro es un órgano muy sensible que requiere un riego sanguíneo constante y bien regulado para funcionar de forma óptima. La variabilidad glucémica puede alterar este equilibrio. Cuando el flujo sanguíneo al cerebro fluctúa, puede afectar a funciones cognitivas como la memoria, la atención y la agudeza mental en general.

La variabilidad glucémica prolongada se asocia a daños microvasculares, que afectan a los vasos sanguíneos más pequeños. Este daño puede comprometer la integridad de la barrera hematoencefálica, una barrera protectora que regula el paso de sustancias entre el torrente sanguíneo y el cerebro.

Las fluctuaciones de los niveles de azúcar en sangre también contribuyen a una respuesta inflamatoria del organismo. Esta inflamación puede extenderse a los vasos sanguíneos, afectando aún más al flujo sanguíneo cerebral y contribuyendo potencialmente al daño a largo plazo.

Estrategias preventivas para la salud vascular

Por suerte, hay algunos consejos prácticos sobre estilo de vida y alimentación que puedes incorporar fácilmente a tu rutina diaria para proteger la salud de tus vasos sanguíneos:

- **Dieta equilibrada:** Procura llevar una dieta equilibrada y variada, rica en frutas, verduras, cereales integrales, proteínas magras y grasas saludables. Esto proporciona nutrientes esenciales que favorecen la salud vascular general.

- **Hidratación:** Mantente bien hidratado bebiendo una cantidad adecuada de agua a lo largo del día. Una hidratación adecuada favorece la circulación y ayuda a mantener la flexibilidad de los vasos sanguíneos.

- **Actividad física regular:** Practica una actividad física regular, como caminar, hacer footing u otras formas de ejercicio. El ejercicio físico favorece una circulación sanguínea sana y contribuye a la flexibilidad vascular.

- **Evita fumar:** Si fumas, plantéate dejar de fumar o reducir la cantidad. Fumar es un importante factor de riesgo de daño vascular, y dejar de fumar puede mejorar significativamente la salud vascular.

- **Controla el estrés:** Practica técnicas para reducir el estrés, como la respiración profunda, la meditación o el yoga. El estrés crónico puede contribuir a los problemas vasculares, y controlar el estrés repercute positivamente en el bienestar general.

- **Limita los alimentos ultraprocesados:** Reduce tu consumo de alimentos ultraprocesados y azucarados. Opta por alimentos integrales y densos en nutrientes para proporcionar a tu cuerpo los nutrientes necesarios sin aditivos innecesarios.

- **Controla la tensión arterial y el colesterol:** Vigila y controla regularmente la tensión arterial y los niveles de colesterol. La tensión arterial alta y el colesterol elevado pueden tensar tus vasos sanguíneos.

- **Sueño adecuado:** Asegúrate de dormir lo suficiente y con calidad. El sueño es crucial para la salud general, incluida la salud vascular y cerebral.

- **Modera el consumo de alcohol:** Si consumes alcohol, hazlo con moderación. El consumo excesivo de alcohol puede contribuir a problemas de salud vascular y cerebral, por lo que es importante limitar su ingesta.

- **Revisiones médicas periódicas:** Programa visitas periódicas a tu profesional sanitario para controlar los indicadores clave de salud y detectar a tiempo cualquier problema potencial.

Prevenir la atrofia cerebral con el control de la glucemia

A medida que envejecemos, nuestro cerebro experimenta de forma natural un proceso de encogimiento conocido como atrofia cerebral. Esto puede acelerarse por un control deficiente de la glucosa en sangre, lo que conduce a la pérdida o encogimiento gradual de células y tejidos cerebrales. Las enfermedades crónicas pueden agravar este proceso, afectando a las funciones cognitivas y aumentando el riesgo de problemas neurológicos.

El control de los niveles de glucosa en sangre desempeña un papel crucial en la prevención o ralentización de la atrofia cerebral, al garantizar un suministro de energía constante y equilibrado para apoyar las funciones de las células cerebrales. Las fluctuaciones de la glucosa en sangre, especialmente los niveles elevados, contribuyen al estrés oxidativo, dañando las células cerebrales con el tiempo. Además, los niveles elevados de glucosa en sangre pueden afectar a la salud de los vasos sanguíneos, interrumpiendo el flujo sanguíneo adecuado al cerebro y afectando a la función de los neurotransmisores, esencial para la comunicación eficaz entre las células cerebrales y la salud cognitiva.

Las investigaciones indican una conexión significativa entre el control de la glucemia y el volumen cerebral. Unos niveles constantemente elevados pueden provocar un descenso del volumen cerebral, sobre todo en regiones críticas para la memoria y la toma de decisiones. Por el contrario, unos niveles de glucosa en sangre bien controlados se asocian a una mejor conservación del volumen cerebral, lo que podría mitigar el deterioro cognitivo relacionado con la edad (Edwards, 2016).

Impacto de la glucosa sanguínea en la salud mitocondrial del cerebro

En un capítulo anterior vimos cómo las mitocondrias son componentes celulares vitales responsables de generar energía. Los niveles altos o bajos de glucosa en sangre pueden alterar este proceso de producción de energía, dando lugar a lo que llamamos disfunción mitocondrial. Es como una fuente de energía fluctuante que afecta al funcionamiento de los dispositivos electrónicos. En el cerebro, esta disfunción puede provocar problemas, como daños en las neuronas, los componentes básicos de nuestro cerebro.

En condiciones en las que los niveles de glucosa en sangre son constantemente altos, como en la diabetes, las mitocondrias pueden sufrir estrés oxidativo e inflamación, lo que afecta a su capacidad para producir energía de forma eficiente. Por otra parte, los niveles bajos de glucosa pueden privar a las mitocondrias del combustible necesario para la producción de energía, comprometiendo también su función. Como resultado, el deterioro de la función mitocondrial puede interrumpir el suministro de energía a las neuronas, provocando daños y disfunciones potenciales.

Enfoques terapéuticos dirigidos a las mitocondrias

Los enfoques terapéuticos y las intervenciones en el estilo de vida centrados en mejorar la función mitocondrial pueden contrarrestar los efectos de los desequilibrios de la glucosa en sangre sobre la salud cerebral. Estas estrategias pretenden favorecer el funcionamiento óptimo de las mitocondrias, que es crucial para las necesidades energéticas de las células cerebrales. He aquí algunas vías que merece la pena explorar:

- **Ejercicio regular:** La práctica regular de ejercicio se ha asociado a una mejora de la función mitocondrial. La actividad física favorece la biogénesis mitocondrial, el proceso de creación de nuevas mitocondrias, y aumenta su eficacia en la producción de energía.

- **Dieta equilibrada:** Adoptar una dieta equilibrada y rica en nutrientes puede influir positivamente en la salud mitocondrial. Incluir alimentos ricos en antioxidantes y nutrientes esenciales y mantener un equilibrio calórico adecuado favorece la función mitocondrial.

- **El ayuno:** Los periodos de ayuno, cuando se realizan de forma segura y guiada, se han relacionado con una mejora de la función mitocondrial. Esta práctica puede estimular los procesos celulares, incluida la autofagia, que puede contribuir a la renovación mitocondrial.

- **Suplementos:** Algunos suplementos están diseñados para apoyar específicamente la función mitocondrial. La coenzima Q10 (CoQ10) y el ácido alfa-lipoico son ejemplos de antioxidantes que pueden beneficiar la salud mitocondrial (National Institutes of Health, s.f.).

- **Gestión del estrés:** El estrés crónico puede contribuir a la disfunción mitocondrial. Poner en práctica técnicas de control del estrés, como la Atención Plena y los ejercicios de relajación, puede influir positivamente en la salud mitocondrial.

- **Sueño de calidad:** Es esencial para la salud general, incluida la función mitocondrial. Establecer buenas prácticas de higiene del sueño puede contribuir a la restauración y eficacia de las mitocondrias.

¡Te alegrará saber que las estrategias anteriores para mejorar tu salud mitocondrial también tienen un efecto positivo en la regulación del azúcar en sangre y en tu salud cerebral! Profundizaremos en estos factores e intervenciones del estilo de vida, en la siguiente sección de este libro.

Puntos clave

En este capítulo, hemos explorado las consecuencias duraderas de la glucosa en sangre sobre la salud cerebral. He aquí algunos puntos clave que te dotarán de los conocimientos necesarios para navegar por la relación entre la glucosa en sangre y la salud sostenida de tu cerebro.

- Tus elecciones diarias de estilo de vida, como el ejercicio, la nutrición y el control del estrés, desempeñan un papel fundamental para apoyar tanto el control de la glucemia como la salud de tu cerebro.

- Los desequilibrios crónicos de la glucosa en sangre pueden acelerar el envejecimiento cerebral y aumentar el riesgo de enfermedades neurodegenerativas. Dar prioridad a unos niveles estables es un enfoque proactivo para la salud cognitiva a largo plazo.

- Explorar las intervenciones en el estilo de vida y las estrategias terapéuticas para potenciar la función mitocondrial, ofreciendo una protección potencial contra los efectos adversos de los desequilibrios de la glucosa en sangre.

- Cada persona es única. Adapta tu enfoque del control de la glucosa en sangre y de la salud cerebral a tus necesidades específicas, y consulta a los profesionales sanitarios para obtener orientación personalizada.

***

En el Capítulo 6, profundizaremos en el impacto de tu dieta en la salud de tu cerebro.

Tema 3:

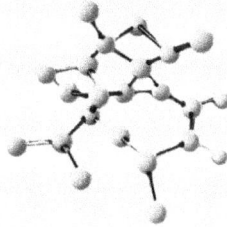

Estrategias prácticas de regulación del azúcar en sangre para mejorar la salud cerebral

Capítulo 6:

La dieta y su impacto en la energía cerebral

Cuando te sientes bajo de energía, tomar un rápido tentempié azucarado para darte un empujón puede parecer una buena idea, pero la reacción del cerebro puede parecerse más a una montaña rusa que a una subida constante.

Estas elecciones no sólo afectan a tu concentración inmediata; pueden dejar un impacto más duradero en tu cerebro. Piensa en tus elecciones como si plantaras semillas: las comidas que elijas hoy pueden influir en el funcionamiento de tu cerebro a largo plazo.

Comprender el índice glucémico

El índice glucémico (IG) es tu guía en el mundo de la alimentación, y te ayuda a encontrar el equilibrio adecuado para tu salud mental. Esta herramienta revela la rapidez con que distintos alimentos pueden afectar a nuestra glucemia.

Elegir una dieta rica en alimentos de IG bajo, como ciertos tipos de frutas y verduras, sienta las bases de unos niveles estables de azúcar en sangre. Estos alimentos liberan glucosa gradualmente, evitando picos y bajones repentinos y proporcionando un suministro de combustible constante y fiable para el cuerpo y el cerebro.

Por el contrario, los alimentos con IG elevado pueden iniciar una montaña rusa para los niveles de azúcar en sangre. Cuando consumes alimentos con alto índice glucémico, como tentempiés azucarados o cereales refinados como el pan blanco, el cuerpo los digiere rápidamente, provocando un pico en los niveles de azúcar en sangre.

Este rápido aumento del azúcar en sangre desencadena que el páncreas libere insulina en un intento de regular los niveles de glucosa. Tal vez recuerdes que en el Capítulo 3 tratamos cómo un aumento de insulina en respuesta a un pico de azúcar en sangre puede provocar a veces una sobrecorrección, haciendo que los niveles de azúcar en sangre desciendan rápidamente.

Esto conduce a una caída de los niveles de energía, fenómeno conocido como "bajada de azúcar". Este ciclo de subidas rápidas y posteriores bajadas de los niveles de azúcar en sangre puede contribuir a la sensación de fatiga, hambre e irritabilidad, afectando en última instancia a los niveles generales de energía y a la función cognitiva.

En esencia, nuestras decisiones dietéticas desempeñan un papel crucial en la estabilidad de nuestros niveles de azúcar en sangre, influyendo en el estado de ánimo y la salud mental. Optar por una dieta de IG bajo crea un entorno favorable para la mente, fomentando el equilibrio emocional y el bienestar general.

Alimentos de IG bajo

Los alimentos con un IG bajo liberan glucosa gradualmente en el torrente sanguíneo. Piensa en los alimentos con un índice glucémico de 55 o inferior como una corriente suave, que proporciona un flujo de energía sostenido y constante (Ajimera, 2020).

Alimentos de IG medio

Con un IG moderado (56-69), estos alimentos liberan glucosa a un ritmo moderado (Ajimera, 2020). Imagínatelo como un río que fluye -ni demasiado lento, ni demasiado rápido-, asegurando un aumento equilibrado y manejable de los niveles de azúcar en sangre.

Alimentos de IG alto

Los alimentos con un IG elevado (70 o más) provocan un rápido aumento de los niveles de azúcar en sangre.

Comprender estos índices nos permite tomar decisiones acordes con nuestros objetivos de salud. Equilibrar nuestra dieta con una mezcla de alimentos de IG bajo y medio favorece unos niveles estables de azúcar en sangre, contribuyendo al bienestar general.

He aquí una tabla que clasifica algunos de los alimentos comunes que solemos consumir, enumerados aquí según su índice glucémico:

Índice glucémico	Ejemplos de alimentos
IG bajo (0-55)	Productos de soja (tofu, tempeh), alubias (garbanzos, alubias rojas, alubias pintas, alubias negras y alubias blancas), pomelos, albaricoques, manzanas, sandías, leche y gachas de avena.
IG medio (56-69)	Zumo de naranja, miel, arroz basmati y pan integral
IG alto (70 o superior)	Patatas, pan blanco y arroz de grano corto.

Esta tabla de aquí es una guía, creada utilizando un recurso útil de la Universidad de Sydney: glycemicindex.com/gi-search/

Ten en cuenta que las respuestas individuales pueden variar, influidas por otros factores como el sueño, la salud intestinal y los niveles de estrés. Por tanto, te sugerimos que utilices la tabla o el enlace web anteriores sólo como guía para planificar tus comidas y tentempiés, y que lo adaptes observando tus propios niveles de energía entre 30 y 120 minutos después de comer.

Carga glucémica y función cerebral

Veamos ahora la Carga Glucémica (CG). Piensa en la CG como la versión mejorada del IG para equilibrar tus niveles de azúcar en sangre.

Mientras que el IG se centra en alimentos individuales, la CG tiene en cuenta tanto la calidad como la cantidad de hidratos de carbono, así como el impacto de comer hidratos de carbono en combinación con otros macronutrientes (por ejemplo, grasas y proteínas).

Esto nos da una visión más completa de cómo afecta un alimento concreto a nuestra glucemia. Este conocimiento es útil porque podemos combinar los alimentos en las comidas de forma que nos permita disfrutar de alimentos con un IG más alto y, al mismo tiempo, minimizar los picos en nuestros niveles de azúcar en sangre.

Una dieta con una carga glucémica baja proporciona un suministro constante y sostenido de glucosa al cerebro. Esto ayuda a evitar las fluctuaciones energéticas de los niveles altos y bajos de azúcar en sangre, favorece una función cognitiva estable y mantiene unos niveles de energía constantes a lo largo del día.

Equilibrar los macronutrientes para una energía cerebral óptima

Exploremos algunos consejos de nutrición en el contexto de los alimentos de bajo IG/GL y formas adicionales de estabilizar el azúcar en sangre para tu salud cerebral.

¿Sabes que tu coche necesita el combustible adecuado para funcionar bien? Pues piensa lo mismo de tu cerebro. Es una máquina increíble que necesita una mezcla de nutrientes para funcionar a pleno rendimiento.

Una dieta equilibrada es esencial para mantener estables los niveles de glucosa en sangre y favorecer una salud cerebral óptima. Los componentes clave de esa dieta son los cereales integrales, las proteínas magras, las grasas saludables, la fruta y la verdura.

Hidratos de carbono para una energía sostenida

Comer hidratos de carbono de fuentes de IG/GL bajo a medio, como los cereales integrales, por ejemplo el arroz integral y el pan integral, son fuentes valiosas de energía sostenida. Estos cereales son ricos en hidratos de carbono complejos y fibra, que tardan más en digerirse, proporcionando una liberación constante de glucosa en el torrente sanguíneo. Esta liberación sostenida de energía ayuda a mantener estables los niveles de glucosa en sangre, apoyando la necesidad continua de combustible del cerebro.

Fibra

Además de la fibra de los cereales integrales, también se puede consumir de las frutas y verduras, que son abundantes en antioxidantes y vitaminas esenciales para un metabolismo sano. Los antioxidantes ayudan a neutralizar los radicales libres dañinos, protegiendo el cerebro y las mitocondrias del estrés oxidativo y la inflamación. Tratamos la importancia de la defensa antioxidante en el Capítulo 2 sobre las mitocondrias y el metabolismo energético cerebral.

Además, las vitaminas de los alimentos vegetales, como la vitamina C, la vitamina E y el folato, desempeñan papeles clave en la función cognitiva y la salud general del cerebro. Los fitonutrientes que dan color a las plantas son potentes antioxidantes y favorecen la salud intestinal. Trataremos más sobre la salud intestinal y la glucosa en el Capítulo 8.

Es mejor consumir frutas con moderación debido a la cantidad de azúcar que contienen. Puedes consultar el IG de tu fruta favorita utilizando este recurso de la Universidad de Sydney: glycemicindex.com/gi-search/. Los zumos de fruta tienden a provocar una fuerte subida del azúcar en sangre porque la mayor parte de la fibra de la fruta se elimina durante el procesado. Si consumes batidos de fruta, considera la posibilidad de añadir mantequillas de frutos secos, aguacate y verduras para reducir su CG.

Grasas saludables y salud cognitiva

Las grasas ayudan a mantener la maquinaria del cerebro funcionando sin problemas, como el aceite en una máquina. Los ácidos grasos, que proceden de la descomposición de las grasas que comemos, son componentes esenciales de las membranas de nuestras células cerebrales. Contribuyen a la estructura y función de las neuronas, las células responsables de transmitir la información en el cerebro.

Las grasas saludables, presentes en alimentos como el aguacate, los frutos secos, el pescado graso y el aceite de oliva, favorecen la buena salud del cerebro. Estas grasas, en particular los ácidos grasos omega-3, contribuyen a la formación de las membranas celulares y ayudan a mantener la flexibilidad e integridad de estas membranas, garantizando el buen funcionamiento de diversas funciones cognitivas.

Los ácidos grasos omega-3, presentes en alimentos como el pescado graso (salmón, caballa y sardinas), la linaza y las nueces, son especialmente vitales. Tienen propiedades antiinflamatorias, que ayudan a mantener un entorno saludable en el cerebro (Zivkovic et al., 2011). El DHA (ácido docosahexaenoico), un tipo de omega-3, es un componente estructural importante de las membranas de las células cerebrales.

Aunque las fuentes vegetales de omega-3 (como las semillas de lino, las semillas de chía y las nueces) ofrecen fibra y fitonutrientes, la capacidad limitada del organismo para procesar estos compuestos hace que obtengamos menos omega-3 de ellas. Por lo tanto, puede ser útil tener en cuenta las fuentes marinas. Esto podría significar comer pescado graso al menos dos veces por semana o tomar suplementos de omega-3 derivados del pescado o de las algas. Cuando elijas suplementos de omega-3, busca los probados por terceros o con certificación de Buenas Prácticas de Fabricación. Esto garantiza que los suplementos están libres de contaminantes, como metales pesados, y que contienen la cantidad indicada de omega-3.

Los ácidos grasos omega-6, presentes en los frutos secos, las semillas y los aceites vegetales, también son necesarios para diversos procesos fisiológicos. Sin embargo, su consumo excesivo, por ejemplo con alimentos ultraprocesados o fritos en grandes cantidades de aceites vegetales, puede provocar inflamación.

Un equilibrio entre omega-3 y omega-6 es crucial para una función cerebral óptima. Ambos tipos de ácidos grasos contribuyen a la compleja red de señales del cerebro, influyendo en los procesos cognitivos, la función de los neurotransmisores y la salud cerebral en general. Incluir una variedad de fuentes de estos ácidos grasos en tu dieta ayuda a proporcionar los componentes básicos necesarios para mantener un cerebro sano y que funcione bien.

También hay ácidos grasos omega-9, que se encuentran en abundancia en alimentos como el aceite de oliva y los aguacates. Éstos desempeñan un papel vital en la promoción y el mantenimiento de la salud cerebral. Aunque no están clasificados como ácidos grasos esenciales, su contribución al mantenimiento de la estructura y función de las células cerebrales es considerable. Estos ácidos grasos facilitan el buen funcionamiento de las células cerebrales individuales, promueven la integridad celular, aseguran una comunicación eficaz entre las neuronas y contribuyen a la resistencia y vitalidad generales del cerebro.

Proteínas para el cerebro y la saciedad

Las proteínas alimentarias desempeñan un papel fundamental en la síntesis de neurotransmisores, para la comunicación dentro del cerebro y críticas para diversos procesos cognitivos. Cuando consumes alimentos ricos en proteínas como alubias, lentejas, carne, pescado y frutos secos, tu cuerpo descompone estas proteínas en aminoácidos, los bloques de construcción esenciales para la síntesis de neurotransmisores.

Estos neurotransmisores facilitan la comunicación entre distintas regiones cerebrales, regulando el estado de ánimo, la formación de la memoria y la función cognitiva. Al favorecer la producción de neurotransmisores, los aminoácidos derivados de los alimentos ricos en proteínas promueven una comunicación cerebral eficaz, mejorando diversos procesos cognitivos como la regulación de las emociones, la retención de la memoria y el procesamiento de la información, contribuyendo así a una salud y un rendimiento cerebrales óptimos.

Las proteínas actúan como bloques de construcción del cerebro, ayudando a reparar y hacer crecer cosas en el cerebro. Además, las proteínas desempeñan un papel importante en promover la sensación de saciedad después de comer, frenando los antojos y evitando el picoteo innecesario.

Este fenómeno puede estar relacionado con la hipótesis de la palanca proteica, que propone que el organismo regula la ingesta de alimentos en función del consumo de alimentos ricos en proteínas, priorizando su consumo para satisfacer las necesidades nutricionales y mantener la sensación de saciedad. Así pues, incorporar proteínas adecuadas a nuestra dieta no sólo favorece la salud cerebral, sino que también ayuda a controlar el apetito y promueve el bienestar general.

Las proteínas magras pueden proceder de alimentos como las alubias, las lentejas, los frutos secos y el pescado. Las proteínas procedentes de alubias y lentejas también aportan los beneficios adicionales de los fitonutrientes y la fibra, destacados anteriormente.

Personalizar tu plato de comida sana

A menudo me preguntan cuál es la proporción óptima de proteínas, grasas e hidratos de carbono. Hay varios puntos de vista al respecto, y yo adopto el enfoque de personalizarlo según el individuo. Por ejemplo, un atleta necesitaría más hidratos de carbono para alimentar su entrenamiento físico, y un oficinista puede necesitar menos. También puede ser necesario ajustar la proporción óptima en función de cualquier enfermedad o medicación preexistente, así que coméntalo primero con tu médico.

Suelo sugerir a la gente que empiece observando lo que hace actualmente, cómo repercute en su salud y sus niveles de energía, y que lo adapte en consecuencia.

Un buen punto de partida para un plato de comida sana es un 40-50% de verduras sin almidón, aproximadamente un 25% de proteínas magras, un 25% de hidratos de carbono procedentes de cereales integrales o tubérculos, y una pequeña cantidad de grasas saludables, por ejemplo de aguacate, semillas y frutos secos. Consumir grasas saludables con las comidas también ralentiza la digestión, lo que evita los picos rápidos de azúcar en sangre y favorece una energía sostenida.

Puedes ver un ejemplo visual de un Plato de Alimentación Saludable en la página web de la Escuela de Salud Pública T.H. Chan de Harvard: **https://nutritionsource.hsph.harvard.edu/healthy-eating-plate/**

A las personas que no han consumido verduras con regularidad, les recomiendo que aumenten gradualmente la cantidad de verduras ingeridas, para ayudar a su tubo digestivo a adaptarse al aumento de la ingesta de fibra. Intenta consumir verduras variadas sin almidón, hasta 5 raciones o más al día. Puede que te resulte útil utilizar este recurso gratuito creado por el Dr. Michael Greger, que ayuda a la gente a hacer un seguimiento de su ingesta diaria de fruta y fibra, consulta **https://nutritionfacts.org/daily-dozen/**.

Más consejos nutricionales para estabilizar tu azúcar en sangre

Impacto de las pautas alimentarias en la energía cerebral

El desayuno suele considerarse la comida más importante del día, y con razón. Empezar el día con una comida adecuada que ayude a estabilizar los niveles de azúcar en sangre puede mejorar significativamente tu concentración y rendimiento cognitivo. Un desayuno rico en proteínas bien equilibrado también sienta las bases para mantener un control óptimo del azúcar en sangre a lo largo del día, fomentando así la concentración mental sostenida y el bienestar general.

Tanto si desayunas como si no, toma nota de tus niveles de energía para ayudarte a decidir qué necesita tu cuerpo. De nuevo, coméntalo con tu médico si tienes alguna enfermedad coexistente o tomas medicación.

Además del desayuno, el momento y la frecuencia de tus comidas determinarán la disponibilidad de energía para tu cerebro a lo largo del día. El cuerpo humano sigue un ritmo circadiano, un ciclo natural que controla el patrón sueño-vigilia y se repite aproximadamente cada 24 horas. Este ritmo afecta a muchas funciones biológicas, incluido el metabolismo: el reloj interno de tu cuerpo ayuda a determinar la eficacia con que digiere los alimentos y utiliza la energía.

Por ejemplo, un estudio de investigación descubrió que las comidas ricas en hidratos de carbono se procesan más eficazmente cuando se ingieren a primera hora del día, especialmente en personas con alteración de la regulación de la glucosa (Kessler et al, 2017). Basándose en estos resultados, los investigadores recomendaron que las personas con alteración del metabolismo de la glucosa evitaran las cenas copiosas y ricas en hidratos de carbono.

Las comidas regulares y equilibradas, espaciadas a lo largo del día, contribuyen a un suministro más constante de nutrientes, incluida la glucosa. Unos hábitos alimentarios erráticos pueden afectar a los niveles de azúcar en sangre y a la capacidad de tu cerebro para mantener una energía constante. Tales fluctuaciones pueden provocar sensación de fatiga, irritabilidad y dificultad de concentración.

Picar con atención

Considera si los tentempiés en el momento adecuado pueden serte útiles. Por ejemplo, si notas un bajón de energía o una punzada de hambre a media tarde, cuando normalmente cogerías una chocolatina o un tentempié de la máquina expendedora, puede ser útil examinar la composición de tu comida del mediodía. Si ésta ya está optimizada para equilibrar el azúcar en sangre con las estrategias anteriores, puedes considerar un tentempié oportuno justo antes de este bajón de energía. Opta por tentempiés con una combinación de proteínas y fibra para mantenerte saciado entre comidas. Algunos ejemplos son verduras con hummus, un puñado de frutos secos con una manzana o garbanzos asados con chocolate. Si quieres una copia gratuita de mi receta de garbanzos asados, ¡consulta el Apéndice para más detalles!

Elige primero las verduras

Empezar la comida con las verduras sin almidón ralentiza la absorción de los hidratos de carbono. Por ejemplo, come primero las verduras sin almidón del plato antes que los hidratos de carbono con almidón. La fibra de estas verduras sin almidón ralentiza la absorción de hidratos de carbono. Esto ayuda a regular los niveles de azúcar en sangre y a reducir las fluctuaciones glucémicas.

Si tomas un entrante antes de la comida principal, considera una ensalada de hojas verdes o una sopa de verduras. Esto puede ayudar a estabilizar tu respuesta de azúcar en sangre a los hidratos de carbono consumidos durante el resto de la comida.

Deja los postres para el final

Comer el postre después de la comida principal puede ayudar a limitar los picos de azúcar en sangre. Esto permite un aumento más suave del azúcar en sangre, ya que la comida principal ralentiza la digestión. Sin embargo, sigue siendo importante vigilar el tamaño de las porciones para minimizar el impacto en los niveles de azúcar en sangre.

Tamaño de las raciones

Ten en cuenta el tamaño de las raciones para evitar comer en exceso. Unas comidas más pequeñas y equilibradas, con una carga glucémica baja y repartidas a lo largo del día, pueden evitar los picos y bajadas rápidos de azúcar en sangre. Esto es especialmente importante para quienes controlan la diabetes o pretenden regular la variabilidad glucémica.

Hacer almidón resistente

Otro método a considerar es añadir almidón resistente a tu dieta, que se forma al cocinar y enfriar rápidamente alimentos ricos en almidón como el arroz, la pasta o las patatas. El almidón resistente no es absorbido por el organismo, sino que pasa al intestino grueso, donde alimenta las bacterias intestinales y puede beneficiar la salud intestinal.

Para disminuir el índice glucémico de los almidones, prueba a cocinarlos y dejarlos enfriar rápidamente. También es probable que añadas un chorrito de aceite de oliva virgen extra mientras se enfrían los almidones. Si deseas comerlos calientes, puedes recalentarlos antes de comerlos. Este método reduce la posibilidad de subidas repentinas de azúcar en sangre.

Reduce tu AGE

Tal vez recuerdes que en el último capítulo se dijo que estabilizar la glucosa en sangre puede evitar la formación de productos finales de glicación avanzada (AGE). El efecto perjudicial de los AGE incluye la inflamación y el estrés oxidativo, que provocan la rigidez de las paredes de los vasos sanguíneos y reducen el flujo sanguíneo a las células cerebrales.

Los métodos de cocción son otra consideración, ya que pueden reducir la ingesta dietética de AGE hasta en un 50% (Uribarri et al., 2010). Los alimentos de origen animal ricos en grasas y proteínas son propensos a la formación de AGE durante la cocción con métodos de alto calor como freír, asar a la parrilla o asar. En su lugar, opta por cocer al vapor, hervir o cocinar a fuego lento. Marinar los alimentos en zumo de limón o vinagre antes de cocinarlos también puede reducir la formación de AGE.

Los alimentos como las verduras, las frutas y los cereales integrales contienen relativamente pocos AGE, incluso después de cocinarlos (Uribarri et al., 2010).

Linaza y arándanos

Las semillas de lino y los arándanos son dos superalimentos versátiles que pueden ayudar a estabilizar la respuesta del azúcar en sangre (Morreira et al., 2022; Stull, 2016). Considera la posibilidad de añadirlos a varias comidas a lo largo del día. Por ejemplo, espolvoréalos sobre las gachas del desayuno, añádelos a los postres e inclúyelos al hornear. A mí también me gusta espolvorearlas con canela (más información en el Capítulo 8).

Vinagre

Tomar vinagre con las comidas puede mejorar la respuesta del azúcar en sangre y la sensibilidad a la insulina (Shishehbor et al., 2017). Considera la posibilidad de añadir a tus comidas una vinagreta hecha con vinagre y aceite de oliva virgen extra prensado en frío. Por ejemplo, rociándola sobre las ensaladas, o utilizándola para mojar pan.

Limita los alimentos ultraprocesados

Una categoría de alimentos con la que hay que tener cuidado son los alimentos ultraprocesados (UPF).

Los UPF suelen contener azúcar, que puede estar oculto y no ser inmediatamente obvio a menos que escudriñes las etiquetas. Estos alimentos están diseñados para ser muy apetecibles, lo que lleva a comer en exceso.

Reduce tu ingesta de UPF, ya que suelen tener valores de IG más elevados. En su lugar, céntrate en opciones integrales, mínimamente procesadas, para favorecer la estabilidad del azúcar en sangre.

Los UPF suelen contener ingredientes añadidos, como emulgentes y conservantes, que pueden afectar a la salud intestinal y al eje intestino-cerebro. Para profundizar en este tema, consulta mi libro *Quit Ultra-Processed Foods Now (también disponible en español)*, que profundiza en los efectos de tales aditivos sobre el microbioma intestinal y el bienestar general. En este libro también comparto una estrategia práctica de 6 pasos para abandonar los UPF. Más detalles sobre el libro en el Apéndice, y a través de este enlace: **https://books2read.com/quitupf**

Planifica previamente tu viaje de compras

Planifica con antelación la compra para abastecerte de alimentos integrales con un IG de bajo a moderado, y de ingredientes para crear comidas con un IG de bajo a moderado. Esto te ayudará a evitar compras impulsivas, sobre todo cuando estés cansado o hambriento. Además, abastécete de semillas y frutos secos ecológicos. Son ingredientes versátiles que reducen el IG, al tiempo que añaden grasas saludables, fibra y fitonutrientes a tus comidas.

Consideraciones adicionales

Dieta cetogénica y metabolismo cerebral

Como se expone en el Capítulo 2, puede haber situaciones en las que una dieta cetogénica puede ser una estrategia terapéutica. Está fuera del alcance de este libro cubrir la dieta cetogénica en detalle, así que te animo a que investigues recursos de alta calidad y reputación si estás considerando este enfoque. Si es así, es importante que la sigas de forma saludable. Ten cuidado con las prácticas poco saludables, como depender únicamente de la carne o de los alimentos procesados. Para una aplicación segura y eficaz, consulta a un profesional sanitario o a un nutricionista certificado para asegurarte de que se ajusta a tus necesidades sanitarias individuales.

Hidratación para el cerebro y el azúcar en sangre

¿Con qué frecuencia consideras que el agua es una parte fundamental de una dieta sana? El agua no es sólo un elemento que quita la sed; es una pieza clave en el mantenimiento de diversas funciones corporales, incluidas las críticas para el cerebro. La deshidratación, incluso en formas leves, puede tener repercusiones notables en las capacidades cognitivas. Desde la dificultad para concentrarse hasta una mayor sensación de fatiga, las consecuencias de una hidratación inadecuada van más allá de la mera sed.

Estudios recientes han descubierto una conexión entre no beber suficiente agua y las dificultades para controlar los niveles de azúcar en sangre, especialmente en personas con T2D. Esto significa que cuando tu cuerpo no tiene suficiente agua, puede tener dificultades para mantener el azúcar en sangre en el nivel adecuado (Zaplatosch y Adams, 2020).

El motivo es una hormona llamada arginina vasopresina (AVP), que ayuda a controlar la cantidad de agua que retiene tu cuerpo. Cuando tienes poca agua, tu cuerpo libera más AVP para retener la que tenga. Sin embargo, esto puede afectar al modo en que tu cuerpo gestiona el azúcar. Es importante que te mantengas hidratado para ayudar a tu cuerpo a gestionar mejor el azúcar en sangre.

¿Cómo te afecta esa sensación de sed? Es desagradable, ¿verdad? Sin embargo, cuando percibes esa sed, tu cerebro ya ha sentido el impacto por partida doble.

Cuando no bebes suficiente agua, intentar concentrarte es como navegar entre la niebla. Se hace difícil, y tu atención se escapa fácilmente.

La deshidratación también puede dificultar un poco tu memoria, y te encontrarás buscando detalles que te vendrían fácilmente cuando estás bien hidratado.

Piensa en el agua como en el repartidor que lleva los paquetes a tu puerta. El agua transporta nutrientes esenciales a tu cerebro. Estos nutrientes incluyen los que obtienes de los alimentos, como vitaminas y minerales, así como la glucosa, la principal fuente de energía del cerebro.

Cuando comes, tu cuerpo descompone los alimentos en estos valiosos nutrientes. El agua actúa como portadora, transportándolos a través del torrente sanguíneo y asegurándose de que tu cerebro recibe el combustible que necesita para funcionar a pleno rendimiento.

Después de que tu cerebro haya consumido los nutrientes suministrados por el agua, hay subproductos y residuos que deben eliminarse para mantener las cosas limpias y sanas. El agua actúa como equipo de limpieza, eliminando estos residuos y toxinas que podrían causar daños. Este proceso de limpieza es vital para mantener un entorno prístino en tu cerebro.

Las directrices generales recomiendan unos 8 vasos (64 onzas) de agua al día, pero las necesidades individuales varían en función de factores como la edad, el peso, el nivel de actividad y el clima. Es esencial que escuches las señales de sed de tu cuerpo y te propongas beber agua regularmente a lo largo del día para mantener unos niveles de hidratación adecuados y favorecer la salud cerebral.

Los electrolitos ayudan a equilibrar la hidratación a nivel celular. Piensa en ellos como pequeños mensajeros de tu cuerpo. Entre estos mensajeros, el sodio funciona como regulador del equilibrio de líquidos dentro y alrededor de las células. Su papel puede compararse al de un controlador de tráfico, asegurando un flujo equilibrado de agua dentro y fuera de las células, contribuyendo así significativamente al mantenimiento de los niveles de hidratación.

El potasio actúa como fuerza estabilizadora. Al equilibrar los efectos del sodio, el potasio evita la sobrecarga celular de agua. Esta relación armoniosa es fundamental para crear un entorno propicio a la comunicación eficaz entre las células cerebrales.

El magnesio, tercer electrolito esencial, asume el papel de facilitador versátil. Interviene en numerosos procesos bioquímicos, sobre todo en los vitales para la función cerebral. Su impacto se extiende al apoyo de la función neurotransmisora, mejorando así la transmisión fluida de señales dentro de la red neuronal.

Aunque mantenerse adecuadamente hidratado es crucial para una función cerebral óptima, es igualmente importante ser consciente de los riesgos potenciales asociados a una ingesta excesiva de agua. La hiponatremia, una afección derivada de unos niveles de sodio peligrosamente diluidos en el organismo, supone un peligro importante. Las repercusiones pueden ir desde una confusión leve a convulsiones graves y, en casos extremos, puede incluso provocar un coma.

Para evitar estos riesgos, aborda la hidratación con moderación. Mantén un flujo equilibrado en el baile de la hidratación: no tan poco como para causar deshidratación, pero tampoco demasiado como para eliminar electrolitos cruciales como el sodio, el potasio y el magnesio. Alcanzar este equilibrio garantiza que tu cerebro funcione de forma óptima, beneficiándose tanto de las virtudes de la hidratación como de la estabilidad de los niveles de electrolitos. Una regla general es que, cuando uno está adecuadamente hidratado, la orina tiene un ligero color pajizo.

Tu cuerpo obtendrá electrolitos de forma natural comiendo una variedad de frutas y verduras. En los días calurosos, considera la posibilidad de picar más verduras, comer frutas como la sandía o beber agua de coco.

Pescado con alto contenido en mercurio

Si estás considerando el pescado como fuente de proteínas, ten en cuenta que los pescados con alto contenido en mercurio plantean un problema específico para la salud cerebral. Se sabe que ciertos tipos de pescado, como el tiburón, el pez espada, la caballa real y el blanquillo, contienen niveles elevados de mercurio. El mercurio es una neurotoxina, lo que significa que puede ser perjudicial para el sistema nervioso, y plantea riesgos particulares para la salud cerebral.

Cuando consumimos pescado con alto contenido en mercurio, esta neurotoxina puede acumularse en nuestro organismo con el tiempo. Esta acumulación puede producir efectos adversos en la función cerebral y es especialmente preocupante durante periodos críticos del desarrollo, como el embarazo. La exposición al mercurio durante el embarazo puede dañar el cerebro y el sistema nervioso del feto en desarrollo, lo que puede provocar problemas cognitivos y de desarrollo en el niño.

Controles de glucosa y revisión de la medicación

Antes de empezar a ajustar tu dieta, consulta primero con tu profesional sanitario si tienes alguna enfermedad preexistente o tomas medicación. Esto es especialmente importante para las personas que toman medicación para la diabetes, ya que puedes necesitar controles más regulares de la glucosa en sangre y una revisión de la medicación, al embarcarte en nuevas estrategias dietéticas.

Puntos clave

Este capítulo ha explorado el impacto de la dieta en nuestra salud cerebral. He aquí algunos puntos clave a tener en cuenta:

- Las comidas erráticas o el consumo de alimentos inadecuados pueden alterar la función cognitiva.

- Los tentempiés azucarados pueden proporcionar un estímulo rápido, pero provocan fluctuaciones del azúcar en sangre que pueden afectar al cerebro.

- Si incorporas alimentos de IG bajo y medio a tu dieta y sigues consejos prácticos como buscar el símbolo del IG, adoptar verduras sin almidón y picar con atención, podrás controlar eficazmente tus niveles de azúcar en sangre, manteniendo la energía estable y la función cognitiva a lo largo del día.

- Los cereales integrales ofrecen energía sostenida, las proteínas magras favorecen la agudeza cognitiva, las grasas saludables (omega-3) son vitales para la estructura de las células cerebrales, y las frutas y verduras aportan antioxidantes.

- El agua es una parte fundamental del metabolismo cerebral, ya que actúa como sistema de transporte de nutrientes y como depurador de productos de desecho.

- La sed es un indicador tardío de deshidratación, con repercusiones cognitivas ya en marcha.

- La hidratación no sólo es importante para una función cerebral óptima, sino que también ayuda a equilibrar los niveles de azúcar en sangre

**

El próximo capítulo te proporcionará más estrategias de estilo de vida para equilibrar tus niveles de azúcar en sangre en beneficio de tu salud cerebral.

Capítulo 7:
Elecciones de estilo de vida para una función cerebral óptima

¿Has tenido alguna vez un día en el que tu cuerpo y tu mente se han sentido agotados, como si necesitaran un botón de reinicio? Todos hemos pasado por eso y, en ese momento, parece que no hay mucho que puedas hacer para salir de esa depresión. Afortunadamente, al potenciar tu función cerebral, puedes rejuvenecer tanto tu cuerpo como tu mente, sintiéndote renovado y listo para enfrentarte al mundo.

Ten en cuenta que cada aspecto de tu rutina, desde dormir lo suficiente hasta mantenerte activo, influye significativamente en el rendimiento de tu cerebro. Para liberar todo su potencial, considera estos ajustes eficaces que puedes hacer en tu estilo de vida.

Ejercicio y actividad física beneficiosos para el cerebro y la glucosa

El ejercicio y la actividad física no sólo repercuten en nuestra salud física, sino que también desempeñan un papel importante en la regulación de los niveles de glucosa en sangre y favorecen la función cerebral. Cuando realizas una actividad física, tus músculos absorben activamente la glucosa del torrente sanguíneo, ayudando a estabilizar los niveles de azúcar en sangre. Esto mejora la sensibilidad a la insulina y estabiliza los niveles de azúcar en sangre. Este proceso es crucial para mantener el equilibrio metabólico general y evitar fluctuaciones en los niveles de glucosa que pueden afectar negativamente a la función cerebral.

Mediante el ejercicio, tu cerebro también se vuelve más hábil para absorber y utilizar la glucosa, lo que conduce a una mejora de las funciones cognitivas, como la mejora de la memoria, la concentración y la capacidad para resolver problemas.

Tipos de ejercicio y sus efectos sobre el cerebro y la glucosa en sangre

Las distintas formas de ejercicio producen impactos diferentes en tu cuerpo, e igualmente, influyen en tus niveles cerebrales de glucosa de formas distintas. Comprender estas diferencias puede ayudarte a adaptar tu rutina de ejercicios para optimizar sus beneficios para tu salud cognitiva.

- **Ejercicio aeróbico:** Los ejercicios aeróbicos, que aumentan la frecuencia cardiaca y la respiración, tienen profundos beneficios para el cerebro. Actividades como caminar a paso ligero, correr, nadar y montar en bicicleta entran en esta categoría. El ejercicio aeróbico aumenta el flujo sanguíneo, llevando nutrientes esenciales y oxígeno al cerebro. También favorece la liberación de neurotransmisores como la dopamina y la serotonina, contribuyendo a mejorar el estado de ánimo y la función cognitiva.

  Además, el ejercicio aeróbico es especialmente beneficioso para entrenar la flexibilidad metabólica, lo que permite al organismo utilizar eficazmente los ácidos grasos como fuente de energía alternativa (Attia y Gifford, 2023). Esta adaptación mejora la capacidad del cerebro para mantener una función óptima, incluso durante periodos de disponibilidad fluctuante de glucosa.

- **Entrenamiento de fuerza:** El entrenamiento de fuerza, que implica ejercicios de resistencia para aumentar la fuerza muscular, no sólo es beneficioso para el cuerpo, sino también para la salud cerebral. El levantamiento de pesas, los ejercicios con bandas de resistencia y los entrenamientos con el peso corporal, como flexiones y sentadillas, son algunos ejemplos. El entrenamiento de fuerza mejora las conexiones neuronales y libera factores de crecimiento en el cerebro, que reparan y mantienen las células cerebrales.

  Con un entrenamiento de fuerza regular, puedes desarrollar y mantener el músculo, que es un órgano importante para la salud metabólica y la regulación de la glucosa en sangre.

- **Entrenamiento Interválico de Alta Intensidad (HIIT):** El HIIT combina breves ráfagas de actividad intensa con breves periodos de descanso. Se ha demostrado que mejora el metabolismo de la glucosa en el cerebro, lo que contribuye a mejorar el rendimiento cognitivo (Robinson et al., 2018).

- **Ejercicios de flexibilidad:** Los ejercicios de flexibilidad, incluidos los estiramientos y el yoga, contribuyen a la salud general del cerebro y mejoran el equilibrio, la coordinación y la postura. El yoga, en particular, combina las posturas físicas con la Atención Plena y la respiración controlada, fomentando la relajación y reduciendo el estrés. La conexión mente-cuerpo que se establece mediante los ejercicios de flexibilidad puede repercutir positivamente en la función cognitiva.

  Curiosamente, estudios recientes indican que los estiramientos pueden mejorar la regulación de la glucosa en sangre, sobre todo en personas con diabetes de tipo 2 (Thomas et al. 2024). Esto puede deberse a los cambios que se producen en el músculo con los estiramientos regulares. Combinar los estiramientos con la Atención Plena puede ser una forma eficaz de practicar ambos simultáneamente, ¡ahorrándote tiempo! Hablaremos de la Atención Plena con más detalle más adelante en este capítulo.

Además de estos beneficios para el cerebro y la glucosa en sangre, hay otros beneficios cerebrales directos de la actividad física y el ejercicio.

Impacto del Ejercicio y la Actividad Física en la Salud Cerebral y la Neurogénesis

Se sabe que el ejercicio estimula la liberación de factores neurotróficos, como el factor neurotrófico derivado del cerebro (BDNF). Estos factores favorecen el crecimiento, la supervivencia y la función de las neuronas, fomentando un cerebro más resistente y adaptable. También intervienen en la neuroplasticidad, que es la capacidad del cerebro para reorganizarse y formar nuevas conexiones, contribuyendo a la flexibilidad cognitiva (Sleiman et al., 2016).

La actividad física regular tiene un impacto fascinante en la capacidad del cerebro para hacer crecer nuevas neuronas, un proceso conocido como neurogénesis. Piensa en ello como la forma natural en que tu cerebro se renueva. Cuando realizas ejercicios como caminar, correr o incluso bailar, se desencadenan una serie de acontecimientos que conducen a la creación de neuronas nuevas (Liu y Nusslock, 2018). Estas nuevas neuronas se integran en los circuitos cerebrales existentes, especialmente en las zonas vinculadas a la memoria y el aprendizaje, aumentando la plasticidad de tu cerebro.

Por tanto, cada vez que sudas, no sólo tus músculos se fortalecen, sino que tu cerebro se agudiza. Las neuronas recién formadas contribuyen a mejorar la memoria, la capacidad de aprendizaje y la salud cognitiva en general. Es como darle a tu cerebro un entrenamiento refrescante, y los beneficios se extienden más allá del gimnasio o la pista de footing, a tu vida diaria.

Además, la actividad física regular se ha relacionado con una reducción de la inflamación en todo el cuerpo, incluido el cerebro. La inflamación crónica está asociada a diversas afecciones neurodegenerativas, y al mitigar esta respuesta inflamatoria, el ejercicio crea un entorno protector para el cerebro (da Luz Scheffer y Latini, 2020).

Al incorporar el ejercicio a tu rutina, contribuyes a la salud a largo plazo de tu cerebro, no sólo potenciando tus capacidades mentales actuales, sino creando un escudo contra enfermedades como el Alzheimer y el deterioro cognitivo relacionado con la edad.

Incorporar el Ejercicio y la Actividad Física a una Rutina Regular

- Intenta hacer al menos 150 minutos de ejercicio de intensidad moderada a la semana, como caminar, correr o montar en bicicleta. Una guía para la intensidad moderada, es que te quedes sin aliento lo suficiente como para no poder cantar una canción, pero aún puedas hablar con frases cortas.

- Piensa en caminar a paso ligero, un ejercicio versátil que puede integrarse perfectamente en tu día a día. Ya sea un paseo a paso ligero durante tus pausas para comer o un paseo por el parque con un amigo, caminar demuestra ser una elección sencilla e impactante.

- Ir en bici al trabajo no sólo es un desplazamiento ecológico, sino que también contribuye a tu ejercicio diario. Este doble beneficio la convierte en una forma eficaz de ahorrar tiempo al tiempo que se mejora la forma física.

- Haz pequeñas pausas de ejercicio para combatir la sedentarización prolongada y mantener la mente fresca. Levantarse, estirarse o hacer ejercicios rápidos cada hora puede marcar una diferencia notable.

- Los entrenamientos en casa son una solución cómoda, que a menudo no requiere ningún equipamiento especial. Sigue vídeos de entrenamiento en Internet, practica ejercicios con el peso del cuerpo, como sentadillas o flexiones, o utiliza objetos domésticos para improvisar pesas.

- Intenta hacer entrenamiento de fuerza 2-3 veces por semana para ayudarte a crear una rutina regular y aumentar o mantener la masa muscular.

- Incorporar pausas de baile puede añadir un elemento de diversión a tu rutina de fitness. Pon tus canciones favoritas y baila, convirtiendo el ejercicio en una actividad agradable y estimulante. La clave está en encontrar actividades que se adapten a tu estilo de vida y preferencias, transformándolas gradualmente en hábitos diarios.

- Mantente activo y muévete regularmente durante el día. La termogénesis de la actividad sin ejercicio (NEAT) es el concepto de energía gastada durante las actividades diarias y se ha relacionado con la mejora de la sensibilidad a la insulina. Por ejemplo, sube las escaleras en vez de coger el ascensor.

- Los movimientos suaves después de las comidas, como un paseo suave, pueden ayudar a la digestión y estabilizar los niveles de azúcar en sangre después de las comidas, evitando fluctuaciones.

- Estirarse como rutina nocturna para relajarse no sólo mejora el equilibrio del azúcar en sangre, sino que también puede mejorar la calidad del sueño. A continuación hablaremos más sobre los beneficios del sueño.

Ten en cuenta que si tienes una enfermedad preexistente o tomas medicación, consulta con tu profesional sanitario antes de embarcarte en una nueva rutina de ejercicios.

El papel del sueño en la regulación de la glucosa y la salud cerebral

¿Sabías que la calidad de tu sueño podría estar influyendo no sólo en tus niveles de energía, sino también en el equilibrio de la glucosa en tu cuerpo y en la salud de tu cerebro? Existe una importante relación entre descansar lo suficiente, mantener el equilibrio de tu cuerpo y tener una mente aguda.

La privación del sueño y el metabolismo de la glucosa

Piensa en una noche en la que no pudiste dormir lo suficiente. Probablemente te despertaste aturdido, un poco apagado, y tal vez incluso con ganas de una taza extra de café. ¿Sabías que esta falta de sueño no sólo te hace sentir cansado, sino que también puede alterar la forma en que tu cuerpo gestiona la glucosa?

Cuando no duermes lo suficiente, es como lanzar una llave inglesa a la bien engrasada máquina de gestión del azúcar de tu cuerpo. Se vuelve menos eficiente en el uso de la glucosa, y esto puede provocar problemas para pensar con claridad y recordar cosas.

La falta de sueño puede influir en la sensibilidad a la insulina: con la falta de sueño, las células de tu cuerpo pueden responder menos a la insulina. Con el tiempo, esta menor sensibilidad puede elevar los niveles de azúcar en sangre, lo que contribuye a la resistencia a la insulina, característica distintiva de la diabetes de tipo 2.

Además, la privación de sueño afecta a las hormonas que regulan el apetito. La grelina, que estimula el hambre, tiende a aumentar, mientras que la leptina, que señala la sensación de saciedad, disminuye. Este desequilibrio hormonal puede llevar a comer en exceso y a elegir mal los alimentos, lo que influye aún más en el aumento de peso y el desarrollo de diabetes (Grandner et al., 2016). Un sueño inadecuado puede incluso elevar las hormonas del estrés, como el cortisol, que pueden contribuir a la resistencia a la insulina y alterar el metabolismo general de la glucosa en el organismo.

Esta compleja interacción entre el sueño, la regulación hormonal y la sensibilidad a la insulina explica probablemente la relación entre un sueño insuficiente y un mayor riesgo de desarrollar diabetes (Hirotsu et al., 2015).

Ritmos circadianos y control de la glucosa

Nuestro cuerpo funciona con un reloj interno de 24 horas llamado ritmo circadiano, que influye en diversos procesos biológicos, como los ciclos de sueño-vigilia, la liberación de hormonas e incluso la forma en que procesamos la glucosa. Cuando mantenemos un horario de sueño constante, permite que nuestro ritmo circadiano funcione de forma óptima y desempeñe su papel crítico en la regulación de la glucosa.

El ritmo circadiano influye en la liberación de hormonas como la insulina, que ayuda a las células a absorber la glucosa, y el cortisol, que interviene en la regulación de los niveles de glucosa a lo largo del día. Cuando sigues un patrón de sueño regular, estás alineando los engranajes de esta máquina con el flujo y reflujo natural de tu ritmo circadiano. Esta alineación garantiza que la liberación de hormonas relacionadas con el control de la glucosa esté sincronizada con las necesidades de tu cuerpo.

Dado que el cerebro es muy sensible a los cambios en los niveles de glucosa, las alteraciones en su regulación pueden afectar a la función cognitiva. Al mantener unos patrones de sueño regulares, estás promoviendo un entorno en el que el ritmo circadiano puede coordinar eficazmente el metabolismo de la glucosa, apoyando no sólo la salud física, sino también el bienestar cognitivo.

Calidad del sueño y recuperación cognitiva

Durante una noche de sueño, tu cuerpo pasa por diferentes fases de sueño a lo largo de la noche. Cada fase tiene funciones importantes, y un sueño de calidad es importante para favorecer la recuperación y el mantenimiento cognitivos.

Una de las fases del ciclo del sueño es el sueño profundo. El sueño profundo favorece la eliminación de residuos metabólicos y toxinas que se acumulan en el cerebro a lo largo del día. Esto incluye sustancias como el beta-amiloide, vinculado a afecciones como la enfermedad de Alzheimer. Esto se ve facilitado por el sistema glinfático, un sistema de eliminación de residuos en el cerebro que sólo se ha identificado recientemente.

Además, el sueño profundo interviene en la regulación de los niveles de glucosa en sangre. Durante esta fase, el cuerpo trabaja para mantener un metabolismo óptimo de la glucosa, garantizando que el azúcar en sangre se mantenga dentro de un rango equilibrado (Vallet et al., 2023). Este proceso es vital para mantener las necesidades energéticas del cerebro y promover las funciones cognitivas.

Impacto del sueño en la fuerza de voluntad y la toma de decisiones

¿Sabes cuando intentas pensar las cosas, pero parece que hay un gran muro en tu cerebro que te impide tomar una decisión? Imagina que después de una buena noche de sueño, ese muro desaparece mágicamente. Tus pensamientos fluyen más suavemente, y las decisiones te llegan sin esfuerzo. Un sueño de calidad hace que tu cerebro sea más agudo y mejora tu capacidad para tomar decisiones, guiándote hacia elecciones que ofrecen beneficios duraderos.

La privación de sueño puede reducir la actividad en los lóbulos prefrontales del cerebro, una zona del cerebro importante para el autocontrol (Pilcher et al., 2015). Esto podría reducir la fuerza de voluntad y aumentar la probabilidad de tomar tentempiés azucarados.

Estrategias para mejorar la calidad del sueño

Mejorar la calidad del sueño implica adoptar estrategias que favorezcan un sueño reparador e ininterrumpido. He aquí algunos consejos prácticos para mejorar tu sueño:

- **Establece un horario de sueño constante:** Intenta acostarte y levantarte a la misma hora todos los días, incluso los fines de semana. Esto ayuda a regular el reloj interno de tu cuerpo.

- **Crea una rutina relajante antes de acostarte:** Desarrolla rituales calmantes antes de dormir, como leer un libro, darte un baño caliente o practicar ejercicios de relajación. Estas actividades indican a tu cuerpo que es hora de relajarse.

- **Optimiza tu entorno de sueño:** Haz que tu dormitorio favorezca el sueño manteniéndolo fresco, oscuro y silencioso. Considera la posibilidad de utilizar cortinas opacas, tapones para los oídos o una máquina de ruido blanco, si es necesario.

- **Limita el tiempo de pantalla antes de acostarte:** Reduce la exposición a las pantallas al menos una hora antes de acostarte. La luz azul emitida por los dispositivos puede interferir en la producción de la hormona del sueño, la melatonina.

- **Vigila tu dieta:** Evita las comidas copiosas, la cafeína y la nicotina cerca de la hora de acostarte. Pueden alterar el descanso o dificultar el sueño.

- **Mantente activo durante el día:** La actividad física regular puede favorecer un mejor sueño. Sin embargo, intenta no hacer ejercicio demasiado cerca de la hora de acostarte, ya que puede darte energía.

- **Controla el estrés:** Practica técnicas para reducir el estrés, como la respiración profunda, la meditación o la Atención Plena, para tranquilizar la mente antes de acostarte.

- **Limita las siestas:** Si necesitas hacer la siesta, que sea corta (20-30 minutos) y limítala a primera hora de la tarde como muy tarde para que no afecte a la somnolencia nocturna

- **Evalúa tu colchón y tus almohadas:** Asegúrate de que tu colchón y tus almohadas proporcionan la comodidad y el apoyo necesarios para dormir bien.

- **Busca ayuda profesional si es necesario:** Si existen problemas de sueño persistentes, considera la posibilidad de consultar a un profesional sanitario o a un especialista del sueño para obtener orientación personalizada.

Reconocer y tratar los trastornos del sueño

Reconocer los síntomas de los trastornos del sueño, como la apnea del sueño, es necesario tanto para la salud cerebral como para la regulación de la glucemia. La apnea del sueño es una afección en la que la respiración se detiene y se inicia repetidamente durante el sueño. Las interrupciones de la respiración pueden reducir los niveles de oxígeno en el organismo, afectando a diversos sistemas. Si esto ocurre, busca ayuda de tu profesional sanitario.

Éstos son los síntomas a los que debes estar atento:

- **Ronquidos fuertes**, sobre todo si van acompañados de pausas en la respiración.

- **Somnolencia diurna excesiva** o sensación de cansancio a pesar de haber dormido toda la noche.

- **Las cefaleas matutinas** son consecuencia de la alteración de los patrones de sueño.

- **Irritabilidad y cambios de humor:** las alteraciones del sueño pueden afectar al humor.

Durante el sueño, la forma en que respiramos -por la boca o por la nariz- puede influir en nuestra salud general. Comprender las diferencias entre ambas es esencial para optimizar la calidad del sueño.

Los problemas asociados a la respiración bucal incluyen sequedad de boca, aumento de los ronquidos e interrupción del sueño. Puede dar lugar a una ingesta de oxígeno menos eficaz que la respiración nasal y a ronquidos más fuertes debido al flujo de aire no regulado. La respiración nasal ofrece ventajas como humidificar y filtrar el aire y evitar la sequedad de las vías respiratorias. Favorece un flujo de aire más controlado y regulado durante el sueño, aumentando la ingesta de oxígeno y favoreciendo una mejor función respiratoria general.

Consejos prácticos para respirar por la nariz

- Mantén despejadas las fosas nasales utilizando aerosoles salinos o enjuagues nasales.

- Aborda problemas como alergias o congestión que puedan dificultar una respiración nasal eficaz.

- Experimenta con posturas para dormir que favorezcan la respiración nasal.

- Mantente adecuadamente hidratado. Esto ayuda a mejorar la función nasal al mantener húmedas las fosas nasales, evitando la sequedad y la irritación que pueden causar congestión, molestias y dificultad para respirar.

- Explora el taping bucal. Se trata de una práctica en la que las personas utilizan una cinta adhesiva suave para cerrar los labios mientras duermen, con el fin de estimular la respiración por la nariz en lugar de por la boca. Aunque esta práctica ha llamado la atención por favorecer potencialmente la respiración nasal durante el sueño, asegúrate de que no tienes un problema nasal subyacente antes de intentarlo.

Puede que te resulte útil leer mi libro *Sleep Better to Thrive (también disponible en español)*, una guía paso a paso en la que te conduzco a través de estrategias prácticas para conseguir un sueño de calidad. Utiliza este enlace para acceder al libro: **https://books2read.com/sleepbetter** o búscalo en Amazon

Atención Plena y función cognitiva

Ahora bien, ¿qué es exactamente la Atención Plena? La Atención Plena consiste en prestar atención al momento presente sin perderse en preocupaciones sobre el pasado o el futuro. Es estar plenamente involucrado en lo que estás haciendo, ya sea comer, caminar o simplemente sentarte tranquilamente.

Al igual que el ejercicio regular fortalece los músculos, la meditación consciente constante parece fortalecer regiones específicas del cerebro. La meditación de Atención Plena regular se ha asociado a cambios notables en la estructura del cerebro. Los estudios sugieren un aumento del grosor cortical, especialmente en las zonas relacionadas con la atención, la interocepción (conciencia de las sensaciones corporales internas) y el procesamiento sensorial. Estos cambios estructurales prometen mejorar la capacidad de memoria (Lazar et al., 2005).

Pero hay algo más. La meditación de Atención Plena también desempeña un papel en la reducción del estrés. Al realizar prácticas de Atención Plena, las personas pueden reducir los niveles de estrés y disminuir la producción de cortisol, una hormona que, cuando está elevada, puede dañar la memoria y contribuir al encogimiento del hipocampo. Esta reducción del estrés favorece indirectamente una mejor funcionalidad de la memoria. En los capítulos anteriores, también tratamos el impacto negativo del estrés en la regulación del azúcar en sangre.

Las prácticas de Atención Plena, como la respiración concentrada y la conciencia del momento presente, contribuyen a la resiliencia cognitiva al mejorar la adaptabilidad mental y mantener una función cerebral óptima en diversos retos, como el envejecimiento y las enfermedades neurodegenerativas. La investigación científica indica que la práctica regular de ejercicios de Atención Plena mejora la función cognitiva con la edad, actuando como entrenamiento cognitivo que preserva las capacidades mentales a lo largo del tiempo y ofreciendo potencialmente protección contra los procesos de envejecimiento y las enfermedades neurodegenerativas (Sevinc et al., 2021).

Atención Plena para controlar los antojos y tomar decisiones más saludables

La Atención Plena aumenta tu conciencia de las sensaciones corporales y los antojos, permitiéndote comprender mejor las señales de tu cuerpo y estar más en sintonía con los antojos.

En lugar de reaccionar impulsivamente ante un antojo, la Atención Plena puede proporcionarte el espacio mental para que hagas una pausa y elijas conscientemente cómo responder. Al ser consciente del deseo y de las sensaciones asociadas a él, adquieres la capacidad de responder reflexivamente en lugar de reaccionar.

En términos prácticos, la Atención Plena te ayuda a distinguir entre el hambre real y los antojos emocionales o habituales, lo que te permite tomar decisiones más saludables. Con la Atención Plena, tomas decisiones conscientemente, asegurándote de que están en consonancia con tus objetivos generales.

Me apasiona la Atención Plena y me he dedicado a la enseñanza y la investigación de la Atención Plena. También he escrito un libro superventas titulado *Mindfulness for Brain Health (también disponible en español)*, que profundiza en los aspectos prácticos de incorporar la Atención Plena a tu rutina para mejorar tu bienestar cognitivo. El enlace Piensa te lleva al libro, disponible en rústica, tapa dura, ebook y audiolibro: **https://books2read.com/ mindfulnessbrainhealth** o puedes encontrarlo en Amazon.

El impacto del alcohol y la cafeína en los niveles de glucosa cerebral

Para muchos de nosotros, empezar el día con una taza de café y terminar con un vaso de vino o cerveza es un ritual habitual. Sin embargo, es crucial reconocer que tanto la cafeína como el alcohol pueden atravesar la barrera hematoencefálica e influir directamente en el metabolismo de la glucosa en el cerebro.

Alcohol, hipoglucemia y salud cerebral

Cuando consumes alcohol, tu hígado, responsable de diversas funciones metabólicas, incluida la producción de glucosa, sufre cambios en sus procesos normales. Normalmente, el hígado produce y libera glucosa en el torrente sanguíneo para mantener un suministro estable para las necesidades energéticas del organismo. Sin embargo, el alcohol interfiere en este proceso.

Esta alteración contribuye a las fluctuaciones de los niveles de azúcar en sangre, lo que puede provocar una reducción de los niveles de glucosa. La hipoglucemia puede provocar síntomas como confusión y mareo y, en casos graves, puede incluso afectar a la consciencia.

Cafeína, metabolismo de la glucosa y alerta cognitiva

Cuando tomas una taza de café o té, la cafeína que contienen estas bebidas se absorbe rápidamente en el torrente sanguíneo. La cafeína te mantiene alerta bloqueando la adenosina en el cerebro, que es una molécula que te hace sentir somnoliento.

Además, la cafeína se une a receptores del cerebro que desencadenan la liberación de adrenalina. Esta descarga de adrenalina puede afectar a tus niveles de glucosa, haciendo que tu cuerpo libere algo de azúcar en el torrente sanguíneo como mecanismo de respuesta. El azúcar extra también te proporciona un rápido impulso de energía, haciéndote sentir más alerta y concentrado.

Sin embargo, cuando tomas más cafeína de la que tu cuerpo necesita, puede producirse un aumento de adrenalina que provoca una liberación excesiva de glucosa, lo que desencadena otra respuesta. La insulina se pone a trabajar, intentando devolver esos niveles de azúcar a la normalidad. Cuando lo consigue, puedes experimentar un descenso repentino del azúcar en sangre, que puede dejarte nervioso, un poco tembloroso o incluso cansado. Por eso, tras el subidón inicial, puede que te encuentres buscando otra taza de café o sintiéndote un poco fatigado.

Además, la cafeína puede afectar a la calidad de tu sueño, dependiendo del momento en que la consumas. El cuarto de vida de la cafeína es de 12 horas. Supongamos que te tomas una taza de café a las 7 de la tarde y pretendes acostarte a las 11 de la noche: más de una cuarta parte de la cantidad de cafeína sigue en el torrente sanguíneo a esa hora y puede afectar a la calidad del sueño (Walker, 2017).

Efecto de la Nicotina en el Control de la Insulina y la Glucosa

Cuando la nicotina entra en el organismo, desencadena una cascada de respuestas biológicas. Una repercusión significativa es sobre la sensibilidad a la insulina, que, como sabes, se refiere a lo bien que responden las células a las señales de la insulina para captar glucosa. La exposición a la nicotina puede hacer que las células respondan menos a estas señales. Como resultado, la captación de glucosa se vuelve menos eficaz.

Cabe señalar que las alternativas, como los cigarrillos electrónicos, contienen aditivos que también podrían afectar a los niveles de azúcar en sangre (Górna et al., 2020).

Moderación y equilibrio en el consumo

A menudo oirás sugerencias como "deja el alcohol" o "elimina la cafeína", pero lo entiendo: hacer esos cambios puede ser duro. No es tan fácil como parece. Sin embargo, dar pequeños pasos es una parte clave para alcanzar un estilo de vida equilibrado.

Consideremos el concepto de pasos de bebé: dar pasos graduales y manejables hacia la moderación. La moderación implica encontrar un término medio que te permita disfrutar de ciertos aspectos manteniendo un equilibrio que favorezca unos niveles óptimos de glucosa cerebral y bienestar cognitivo. Se trata de comprender los límites y tomar decisiones conscientes para garantizar que estas sustancias no alteren el delicado equilibrio del metabolismo de la glucosa en el cerebro.

Incorporar nuevos cambios en tu estilo de vida puede ser un proceso gradual. Aquí tienes algunos consejos que te ayudarán a encontrar ese equilibrio:

- **Establece objetivos realistas:** Empieza con objetivos alcanzables. En lugar de cortar por lo sano, considera la posibilidad de reducir la ingesta gradualmente.

- **Registra tu consumo:** Lleva un registro de cuánto consumes. Esto te ayuda a ser más consciente de tus hábitos y te permite tomar decisiones con conocimiento de causa.

- **Designa días "prohibidos":** Elige días concretos en los que evitarás ciertas sustancias. Esto puede crear una rutina saludable sin que sientas que estás renunciando a todo.

- **Alterna con agua:** Si te gustan las bebidas con cafeína o alcohol, altérnalas con agua. Esto no sólo ayuda a la moderación, sino que también te mantiene hidratado.

- **Elección consciente:** Antes de consumir, pregúntate si lo deseas de verdad o si es sólo un hábito. Ser consciente puede ayudarte a tomar decisiones conscientes.

- **Busca apoyo:** Comparte tus objetivos con amigos o familiares. Tener un sistema de apoyo puede hacer que el camino hacia la moderación sea más llevadero.

- **Infórmate:** Infórmate sobre los efectos de estas sustancias en tu cuerpo y en tu cerebro. Comprender el impacto puede motivarte a tomar decisiones más saludables.

Puntos clave

Este capítulo ha sido un punto de inflexión, pues ha puesto de relieve el importante impacto de los hábitos de vida en nuestra salud cerebral, además de la dieta, como expusimos en el último capítulo. He aquí cinco puntos clave para guiarte hacia un bienestar cognitivo óptimo:

- Nuestras elecciones diarias, incluidos el ejercicio, el sueño y las prácticas de Atención Plena, desempeñan un papel crucial en la formación de la salud de nuestro cerebro. Reconocer esta conexión es el primer paso hacia la mejora.

- La actividad física regular mejora el metabolismo de la glucosa y contribuye a mejorar las funciones cognitivas, manteniendo tu cerebro agudo y resistente.

- Un sueño adecuado y de calidad no consiste sólo en sentirse renovado; influye directamente en la regulación de la glucosa y la recuperación cognitiva. Da prioridad a esas horas esenciales de sueño para la salud general del cerebro.

- Las prácticas de Atención Plena producen cambios positivos en la estructura cerebral, ayudando a la memoria, la atención y la regulación emocional. Además, la Atención Plena ayuda a controlar los antojos y el estrés, beneficiando indirectamente el control de la glucemia y la función cognitiva.

- Tanto si se trata de alcohol como de cafeína, la moderación es crucial. Pequeños cambios realistas en los hábitos de consumo pueden conducir a un equilibrio más saludable, favoreciendo unos niveles óptimos de glucosa cerebral y salud cognitiva. Y si es posible, elimina por completo los cigarrillos.

***

Embárcate en la siguiente etapa de nuestro viaje hacia una salud cerebral óptima, ya que el Capítulo 8 explora los remedios naturales para apoyar tus elecciones de estilo de vida. Este capítulo está repleto de información sobre hierbas y suplementos, desde remedios antiguos a soluciones contemporáneas. Descubre el impacto potencial de estas ofertas naturales sobre la función cognitiva y los niveles de glucosa cerebral.

Capítulo 8:

Remedios y suplementos naturales

A menudo pasamos por alto los beneficios de los remedios naturales y el poder potencial de los suplementos. En este capítulo, nos centramos en los suplementos naturales que han demostrado ser beneficiosos para mejorar la función cerebral y el bienestar cognitivo general.

Antioxidantes y protección cerebral

El cerebro, constantemente activo y ocupado en diversas funciones, produce de forma natural especies reactivas del oxígeno (ERO) durante sus procesos. En capítulos anteriores, definimos las ERO como moléculas altamente reactivas que contienen oxígeno y pueden causar daños a las estructuras celulares. Son subproductos naturales de diversos procesos celulares, y aunque el organismo dispone de mecanismos para neutralizarlas, un exceso de ROS puede provocar estrés oxidativo, que se asocia a diversos problemas de salud, como la inflamación y el envejecimiento.

A medida que envejecemos, se produce un declive natural y gradual de nuestra función cognitiva, que puede manifestarse como problemas de memoria, razonamiento y otras capacidades cognitivas. Este declive es un proceso complejo en el que influyen diversos factores, entre ellos el estrés oxidativo.

Los mecanismos protectores de los antioxidantes consisten en neutralizar los radicales libres que pueden dañar las células, incluidas las del cerebro. Al contrarrestar el estrés oxidativo, los antioxidantes pueden ayudar a ralentizar el deterioro de la función cognitiva asociado al envejecimiento.

Además, las investigaciones sugieren que los antioxidantes pueden tener un efecto protector contra las enfermedades neurodegenerativas. Afecciones como el Alzheimer y el Parkinson se caracterizan por la pérdida gradual de neuronas y función cognitiva. Los antioxidantes, al prevenir o reducir el daño oxidativo de las células cerebrales, pueden ofrecer cierto grado de defensa contra el desarrollo y la progresión de estas enfermedades (Essa et al., 2014).

Los antioxidantes están presentes en abundancia en diversos alimentos y suplementos. Incluirlos en tu dieta puede contribuir significativamente a la salud cerebral.

- Las bayas, como los arándanos y las fresas, están repletas de antioxidantes como los flavonoides y las antocianinas.

- El té verde contiene catequinas, potentes antioxidantes conocidos por sus propiedades beneficiosas para la salud. Las catequinas pueden tener efectos neuroprotectores, apoyando las defensas del cerebro contra el estrés oxidativo.

- Tanto la vitamina C (ácido ascórbico) como la vitamina E (tocoferol) son antioxidantes esenciales.

Hierbas y especias para el control de la glucemia

El uso de hierbas naturales como suplementos ofrece una vía prometedora para mantener estables los niveles de azúcar en sangre. Más allá de su impacto sobre la glucemia, algunas de estas hierbas también contribuyen a mejorar la salud cerebral. Puedes considerar la posibilidad de añadir estas hierbas y especias cuando cocines.

Canela

La canela, una especia que utilizamos a menudo para dar sabor, hace algo más que dar gusto a la comida. Puede ayudar a controlar los niveles de azúcar en sangre y también podría tener algunos efectos positivos en nuestro cerebro. La canela lo consigue haciendo que nuestras células utilicen la glucosa con eficacia, lo que es importante para controlar el azúcar en sangre. También actúa como agente complementario de las funciones naturales de la insulina del organismo, imitando a la insulina y ayudando a la captación celular de glucosa (Qin et al.,

2010). Esta doble acción de apoyar la regulación de la glucosa e imitar a la insulina presenta un enfoque mejorado del control del azúcar en sangre.

Además de ayudar con el azúcar en sangre, la canela también puede proteger el cerebro. Tiene unos compuestos especiales conocidos como cinamaldehído que actúan como escudos contra el estrés de nuestras células cerebrales (Emamghoreishi et al., 2019). Añadir canela a tus comidas es fácil. Puedes espolvorearla sobre cosas como arroz, cereales o yogur, o incluso mezclarla con el café para darle más sabor. Pero utilizar demasiada canela podría causar otros problemas, como toxicidad por cumarina y daños hepáticos (Raman, 2019).

Los dos tipos principales de canela son la de Ceilán y la casia, siendo la casia la más disponible. El Dr. Michael Greger, autor de "Cómo no morir" y fundador de NutritionFacts.org (que proporciona interesantes consejos de nutrición en bocados), ha escrito un artículo sobre las diferencias entre estos dos tipos. Sugiere utilizar la canela cassia para regular el azúcar en sangre y advierte a los adultos de que no excedan de una cucharadita al día (menos para los niños) debido al compuesto cumarina de la canela cassia (https://nutritionfacts.org/topics/cinnamon/).

Ginseng

Las investigaciones sugieren que el ginseng podría ser bueno para nuestro páncreas. El ginseng contiene compuestos bioactivos como los ginsenósidos, que se han estudiado por sus diversas propiedades farmacológicas. Algunos estudios sugieren que estos compuestos pueden ayudar a regular los niveles de azúcar en sangre al aumentar la sensibilidad a la insulina y la secreción del páncreas (Kochman et al., 2020).

Sin embargo, es mejor tomarlo a primera hora del día y evitarlo a última hora de la tarde o por la noche. El ginseng puede dificultar conciliar el sueño o permanecer dormido, además de provocar sensaciones de inquietud o agitación que pueden impedir que te relajes y desconectes antes de acostarte. Así pues, añadir ginseng a tu rutina a primera hora del día podría ser una forma inteligente de apoyar el metabolismo de la glucosa en tu organismo y beneficiar potencialmente tus funciones cognitivas sin sacrificar el sueño, que, como aprendimos en el Capítulo 7, también es importante.

Berberina

La berberina es un compuesto natural que se encuentra en diversas plantas, y ha llamado la atención por sus posibles beneficios para ayudar al organismo a gestionar la glucosa o el azúcar (Shrivastava et al., 2023). La berberina hace que nuestras células respondan mejor a la insulina. Cuando las células responden bien a la insulina, ésta ayuda a mantener equilibrados los niveles de azúcar en sangre.

Moringa

Lo que hace especial a la moringa son sus propiedades antiinflamatorias y su alto contenido en antioxidantes, como el ácido clorogénico y los isotiocianatos. El ácido clorogénico contribuye a regular el metabolismo de la glucosa y mantenerlo en equilibrio es esencial para la salud en general (Meng et al., 2013).

La inflamación está vinculada a diversos problemas de salud, incluidos los relacionados con la diabetes (Rohm et al., 2022). Los antioxidantes de la moringa ayudan a combatir el estrés oxidativo en nuestro organismo. Como sabemos por capítulos anteriores, controlar el estrés oxidativo es crucial, sobre todo en el tratamiento de enfermedades como la diabetes, en las que existe un desequilibrio en los mecanismos de defensa antioxidante del organismo.

Los ácidos grasos omega-3 y la función cerebral

Como se ha comentado en el Capítulo 6, los ácidos grasos omega-3 desempeñan un papel vital en el apoyo tanto de la función cerebral como del metabolismo de la glucosa. Las investigaciones sugieren que la suplementación con omega-3 puede tener diversos beneficios, como mejorar la función cognitiva, la memoria y la concentración. Además, los omega-3 actúan como reforzadores naturales del estado de ánimo y pueden ayudar a aliviar los síntomas de la depresión y la ansiedad (Wani et al., 2015).

Afortunadamente, las fuentes de omega-3 son numerosas, incluidos varios alimentos que ya puedes consumir.

Fuentes marinas

El aceite de pescado es una fuente rica en ácido eicosapentaenoico (EPA) y DHA, que son ácidos grasos omega-3 de cadena larga. Estos ácidos grasos son componentes básicos de nuestras células cerebrales. Los pescados grasos como el salmón, la caballa y las sardinas son ricos en estos omega-3. Cuando consumimos aceite de pescado, nutrimos nuestro cerebro con un suministro directo de las cosas buenas que necesita para funcionar correctamente.

El EPA es conocido por sus propiedades antiinflamatorias. Es como el guardián de la paz, que ayuda a calmar cualquier inflamación en el cerebro. Esto es crucial porque la inflamación crónica puede ser perjudicial y se ha relacionado con diversos problemas cerebrales. El DHA es un componente estructural importante de las membranas de las células cerebrales.

Ahora bien, no todo el mundo es aficionado al pescado, y algunas personas prefieren un estilo de vida vegetariano o vegano. Aquí es donde entra en juego el aceite de algas. El aceite de algas se obtiene directamente de las algas, que es de donde el pescado obtiene sus omega-3. Es como saltarse al intermediario e ir directamente a la fuente. Es como saltarse al intermediario e ir directamente a la fuente. Al igual que el aceite de pescado, el aceite de algas proporciona tanto EPA como DHA, lo que lo convierte en una opción excelente para vegetarianos, veganos o cualquiera que busque una fuente vegetal de estos ácidos grasos.

Fuentes vegetales

El ácido alfa-linolénico (ALA) es el omega-3 que se encuentra en las fuentes vegetales. Puedes considerarlo como el punto de partida, que se encuentra en alimentos como la linaza, las semillas de chía, las nueces y las semillas de cáñamo. El ALA es esencial porque nuestro cuerpo puede convertirlo en otros omega-3 importantes, concretamente EPA y DHA.

- **Semillas de lino:** Estas diminutas semillas están repletas de ALA. Es como plantar la semilla de los omega-3 en tu cuerpo. Puedes espolvorearlas sobre el yogur, añadirlas a los batidos o incluso utilizarlas en repostería para potenciar el ALA.

- **Semillas de chía:** Las semillas de chía son otra fantástica fuente de ALA. Pueden absorber líquido y convertirse en una sustancia gelatinosa, lo que las convierte en una adición versátil a diversos platos.

- **Nueces:** Las nueces no sólo son sabrosas; son una fuente crujiente de ALA. Es un tentempié que no sólo satisface tus papilas gustativas, sino que también contribuye a tu ingesta de omega-3.

- **Semillas de cáñamo:** Estas pequeñas semillas están ganando popularidad, y por una buena razón. Las semillas de cáñamo aportan una dosis de ALA, que contribuye a tu ingesta de omega-3.

Aunque el ALA es fantástico, la capacidad del organismo para convertirlo en EPA y DHA es un proceso de conversión. Factores como la edad, el sexo y la salud general pueden influir en la eficacia de esta conversión. En general, obtener fuentes directas de EPA y DHA de fuentes marinas, por ejemplo pescado graso o aceite de algas, satisfará más directamente las necesidades de omega-3 del organismo.

También es importante señalar que estas fuentes vegetales también son ricas en fibra, lo que favorece un microbioma intestinal sano y, a su vez, contribuye a la salud general del cerebro.

Probióticos, salud intestinal y energía cerebral

El eje intestino-cerebro representa la comunicación bidireccional entre el intestino (sistema digestivo) y el cerebro. Esta conexión desempeña un papel crucial al influir en diversos aspectos de nuestra salud, como la función cerebral y el metabolismo de la glucosa.

El eje intestino-cerebro funciona mediante complejas interacciones en las que intervienen el sistema nervioso, el sistema inmunitario y las hormonas. Permite que el intestino envíe señales al cerebro y viceversa, facilitado por la vasta red de nervios, la liberación de sustancias químicas y la presencia de microbios intestinales.

La composición y actividad de la microbiota intestinal, la comunidad de microorganismos que residen en el intestino, puede influir en los procesos cognitivos y el bienestar emocional. Una microbiota intestinal equilibrada y diversa se asocia a efectos positivos sobre el estado de ánimo, los niveles de estrés y la salud mental en general.

Además, el eje intestino-cerebro tiene implicaciones para el metabolismo de la glucosa: los cambios en la salud intestinal pueden afectar al modo en que el organismo regula los niveles de azúcar en sangre. Esta conexión es importante, ya que los desequilibrios en el metabolismo de la glucosa pueden contribuir a enfermedades como la resistencia a la insulina y la diabetes.

Papel de los probióticos

Los probióticos son microorganismos vivos, principalmente bacterias beneficiosas y levaduras, que pueden aportar beneficios para la salud. Estos microorganismos suelen denominarse bacterias "buenas" o "amistosas" porque contribuyen al equilibrio de la microbiota intestinal.

Los probióticos pueden encontrarse en ciertos alimentos, como el yogur, el kéfir, el chucrut y el kimchi, así como en suplementos dietéticos. Cuando se ingieren, los probióticos ayudan a mantener un equilibrio saludable de bacterias en el intestino, fomentando la salud digestiva y ofreciendo potencialmente otros beneficios para la salud, como el apoyo al sistema inmunitario y la influencia en la función cerebral. He aquí algunos ejemplos de distintos probióticos y sus beneficios.

- **Akkermansia muciniphila:** Residente en la capa mucosa del intestino, es conocida por su capacidad para regular la función de barrera intestinal. También desempeña un papel en la prevención de la obesidad al mejorar el metabolismo de la glucosa y reducir la inflamación metabólica (Rodrigues et al., 2022).

- **Cepas de Lactobacillus y Bifidobacterium:** Son conocidas por su capacidad para mejorar la función de barrera intestinal, reducir la inflamación y aliviar potencialmente los síntomas de ansiedad y depresión (Kumar et al., 2023). Las cepas de Lactobacillus también pueden ayudar a regular la glucosa en sangre (Chen y Zhang, 2023).

- **Streptococcus thermophilus:** Utilizado a menudo en la producción de yogur y queso, ayuda a descomponer la lactosa y es beneficioso para las personas con intolerancia a la lactosa. También contribuye a un microbioma intestinal sano (Fijan, 2014).

- **Saccharomyces boulardii:** Un probiótico de levadura eficaz en la prevención y el tratamiento de la diarrea, sobre todo la asociada a antibióticos (Kelesidis & Pothoulakis, 2012). Los primeros estudios sugieren un beneficio potencial de este probiótico para la salud metabólica (Egea et al., 2023).

Hormona péptido similar al glucagón 1 (GLP-1)

Puede que hayas oído hablar de los fármacos agonistas del GLP-1, una clase reciente de medicamentos utilizados para el control de la glucosa, el control del peso y el control del apetito. ¿Sabías que tu propio cuerpo produce GLP-1? Esto ocurre en gran medida en tu intestino (Holst, 2007). Las formas naturales de aumentar la producción de GLP-1 de tu cuerpo incluyen mantener un microbioma intestinal sano (Zheng et al., 2024), comer alimentos ricos en proteínas y fibra, y masticar y comer despacio (Fujiwara et al., 2019). Los factores del estilo de vida compartidos hasta ahora en este libro también aportan el beneficio de mejorar tu microbioma intestinal.

Vitaminas para la glucemia y el metabolismo energético

Las vitaminas son nutrientes esenciales que nuestro cuerpo necesita para funcionar correctamente. Son fundamentales en diversos procesos corporales, incluida la forma en que nuestro cuerpo utiliza la glucosa para obtener energía.

En el proceso del metabolismo de la glucosa es necesario el complejo vitamínico B. La vitamina B1, también conocida como tiamina, inicia los pasos iniciales de la glucólisis, que es esencial en la descomposición de la glucosa. La vitamina B3, o niacina, garantiza que la energía almacenada en la glucosa se libere a través de importantes vías metabólicas como la glucólisis y el ciclo del ácido cítrico.

Pasemos a la B6, o piridoxina: Interviene en el metabolismo de los aminoácidos, dirigiendo estos bloques de construcción esenciales hacia la producción de energía. Simultáneamente, la B12, o cobalamina, interviene en la síntesis del ADN, la función del sistema nervioso y la conversión de grasas y proteínas en energía.

La biotina, también conocida como vitamina B7, contribuye al metabolismo de la glucosa. Actúa como coenzima de varias enzimas carboxilasas que intervienen en el metabolismo de los ácidos grasos, los aminoácidos y la glucosa. Una de estas enzimas es la piruvato carboxilasa, necesaria para el proceso de gluconeogénesis, en el que se forma nueva glucosa, que ayuda a regular los niveles de azúcar en sangre (Rodríguez Meléndez, 2000).

Dentro del proceso metabólico, las vitaminas B funcionan como coenzimas, colaboradores esenciales que facilitan la transformación sin fisuras de los nutrientes en energía. Su presencia es crítica para mantener el funcionamiento equilibrado y eficiente del metabolismo de la glucosa. La ausencia de cualquier vitamina B podría perturbar este proceso, provocando un desequilibrio en la producción de energía. Por tanto, el complejo vitamínico B es esencial para garantizar el flujo constante y eficaz de energía en el complejo proceso del metabolismo de la glucosa.

Las vitaminas B se encuentran en diversos alimentos, como las proteínas animales, los productos lácteos, las verduras de hoja verde y las judías (Hanna et al., 2022). Sin embargo, debido a la escasez de vitamina B12 en las dietas de origen vegetal, se recomienda a los veganos que tomen suplementos de vitamina B12 (https://nutritionfacts.org/topics/vitamin-b12/).

Minerales para el control de la glucemia

Los minerales son nutrientes esenciales que nuestro cuerpo necesita para funcionar correctamente. Estos elementos inorgánicos son naturales y se encuentran en diversos alimentos, en la tierra y en el agua. Son esenciales para mantener una buena salud e intervienen en una amplia gama de funciones corporales.

La importancia de los minerales radica en sus diversas funciones. Contribuyen a la formación de huesos y dientes, a la función nerviosa, al equilibrio de líquidos y a la producción de hormonas. Además, los minerales son parte integrante de procesos como la coagulación de la sangre, la contracción muscular y, como estamos empezando a notar, el control de la glucosa en sangre.

Desde la fruta y la verdura hasta los frutos secos, las semillas y los cereales, una dieta equilibrada proporciona al organismo una gran variedad de minerales.

- **El magnesio:** El magnesio no sólo ayuda a regular directamente los niveles de azúcar en sangre, sino que también contribuye a la activación de las enzimas que intervienen en el metabolismo de los hidratos de carbono, contribuyendo a la regulación general de la glucosa en el organismo. Se puede encontrar en los frutos secos, las semillas, los cereales integrales y las verduras de hoja verde (Institutos Nacionales de Salud, 2016).

- **El cromo:** El cromo es un factor importante para potenciar la actividad de la insulina. Puedes encontrarlo en el brócoli, las patatas, las judías verdes y los alimentos integrales (National Institutes of Health, 2017).

- **Zinc:** El zinc es otro mineral que contribuye al control de la glucemia participando en el almacenamiento y la liberación de insulina. Es esencial para el correcto funcionamiento de las células pancreáticas, que producen insulina. Unos niveles adecuados de zinc contribuyen a la regulación eficaz del azúcar en sangre. La carne, el marisco, las legumbres, las semillas y los frutos secos son ricos en zinc (Maret, 2017).

- **El selenio:** El selenio es un defensor contra los daños e influye en el control del azúcar. Las nueces de Brasil, el marisco y las carnes son los alimentos de los que puedes obtener tu ración (Institutos Nacionales de Salud, 2021).

- **Vanadio:** El vanadio puede actuar como la insulina o aumentar sus efectos, ayudando a controlar la glucosa. Puedes encontrarlo en pequeñas cantidades en alimentos como la pimienta negra, el eneldo y los cereales integrales (Biblioteca Nacional de Medicina, 1999).

- **El calcio:** El calcio es vital para las células, incluidas las que producen insulina. Los lácteos, las verduras de hoja verde y los alimentos enriquecidos son buenas fuentes. (Institutos Nacionales de Salud, 2022).

Los aminoácidos y la regulación de la glucosa en sangre

Los aminoácidos sirven como fuente alternativa de glucosa cuando el organismo se enfrenta a una escasez. Desempeñan un doble papel: ayudan en la construcción muscular y contribuyen a la regulación de la glucosa en sangre. Al favorecer la salud muscular, los aminoácidos facilitan la utilización eficaz de la glucosa. Además, determinados aminoácidos ayudan a mantener estables los niveles de glucosa en sangre actuando como reguladores, evitando picos o bajadas bruscas.

L-Glutamina

La L-Glutamina es un aminoácido presente en alimentos ricos en proteínas como la ternera, el pollo, el pescado, los productos lácteos y los huevos. Más allá de su papel en el desarrollo muscular, la L-Glutamina contribuye significativamente a estabilizar los niveles de glucosa en sangre al influir en la regulación de la insulina y la síntesis de glucógeno (Jafari-Vayghan et al., 2020).

En cuanto a la regulación de la insulina, la L-Glutamina actúa como un facilitador, asegurando la acción oportuna y coordinada de la insulina. Desempeña un papel crucial en la orquestación de la respuesta de la insulina para mantener el equilibrio de la glucosa en el torrente sanguíneo. La L-Glutamina también contribuye a la creación de glucógeno, una forma almacenada de glucosa. Este proceso garantiza un suministro constante de glucosa cuando se necesita, funcionando como una reserva de energía para el organismo.

Creatina

La creatina es una sustancia que se encuentra de forma natural en ciertos alimentos, como la carne roja, el cerdo, las aves y el pescado. Su función principal gira en torno al apoyo a la formación de ATP, un proceso que resulta especialmente beneficioso durante las explosiones cortas de ejercicio de alta intensidad.

Cuando realizas movimientos rápidos e intensos, como esprintar o levantar pesos pesados, tu cuerpo necesita una rápida descarga de energía. Aquí es donde interviene la creatina, asegurando que tus músculos tengan la energía que necesitan para esos esfuerzos breves e intensos.

La suplementación con creatina no sólo beneficia al rendimiento físico, sino que extiende su influencia positiva también a la función cognitiva. Las investigaciones sugieren que la creatina puede mejorar la memoria y la función ejecutiva, que implica habilidades como la toma de decisiones y la resolución de problemas (Avgerinos et al., 2018).

Curiosamente, los efectos positivos de la creatina sobre la función cognitiva parecen ser más notables en condiciones de privación de sueño o fatiga mental.

El lado negativo

Aunque la carne roja y la carne de cerdo pueden aportar creatina, hay que tener en cuenta sus posibles desventajas.

En primer lugar, existen problemas de sostenibilidad: producir carne roja y de cerdo en grandes cantidades puede tener efectos negativos sobre el medio ambiente. Además, la carne roja y de cerdo puede tener un alto contenido en grasas saturadas, que, consumidas en exceso, podrían tener repercusiones negativas en la salud de nuestro corazón.

Además, existen preocupaciones éticas relacionadas con el consumo de productos animales. Para los que prefieren no comer productos animales, los suplementos de creatina sintética son versiones artificiales de la creatina que se encuentra en la carne y que funcionan igual de bien que obtener creatina de fuentes cárnicas.

Acuérdate de comprobar si el suplemento ha sido probado por terceros o tiene el equivalente de la certificación de Buenas Prácticas de Fabricación.

He aquí algunos ejemplos de suplementos de creatina sintética (Tinsley, 2017):

- **Monohidrato de creatina:** Es la forma más común y mejor investigada de creatina sintética. Está ampliamente disponible y es conocida por su eficacia.

- **Clorhidrato de creatina (HCL):** Se trata de otra forma de creatina que algunas personas consideran más suave para el estómago que el monohidrato de creatina.

- **Ester etílico de creatina:** Algunos creen que el organismo absorbe más fácilmente esta forma, pero las pruebas científicas que apoyan esta afirmación son limitadas.

- **Creatina tamponada:** Se trata de monohidrato de creatina con un polvo alcalino añadido para reducir su acidez. Se comercializa para evitar posibles problemas estomacales.

Puntos clave

Aquí hemos explorado el mundo, a menudo pasado por alto, de los remedios y suplementos naturales, haciendo hincapié en su potencial para favorecer la salud cerebral y controlar los niveles de glucosa en sangre. Recapitulemos lo que hemos tratado para que puedas utilizar eficazmente esta información en beneficio de tu vida diaria:

- Aprovecha el potencial de los remedios y suplementos naturales como la canela, el ginseng, la berberina y otros.

- Incorpora a tu dieta fuentes marinas, como el aceite de pescado o de algas, para favorecer la salud cognitiva y el metabolismo de la glucosa.

- Considera la posibilidad de incluir alimentos o suplementos ricos en probióticos en tu rutina diaria para promover la salud intestinal y cerebral.

- Garantiza una ingesta adecuada de vitamina B a través de alimentos como huevos, pescado, verduras y legumbres, para favorecer la función cerebral y el metabolismo energético.

- Incluye en tu dieta alimentos ricos en magnesio, como frutos secos, semillas, cereales integrales y verduras de hoja verde, para ayudar a controlar los niveles de azúcar en sangre y favorecer la salud general.

***

En el Capítulo 9, vamos a hablar del ayuno y de cómo afecta a nuestro cerebro. Analizaremos por qué es interesante, cómo puede ser bueno para nuestras capacidades cognitivas y cómo conecta con el control de nuestros niveles de azúcar en sangre.

Capítulo 9:
El ayuno y su impacto en la salud cerebral

¿Has considerado alguna vez la idea de que el ayuno podría ayudar a tu salud cerebral? Comprendo tu escepticismo; después de todo, ¿cómo podría contribuir a una mejor función cerebral privar a tu cuerpo de alimentos, cuando normalmente dependemos de la alimentación para sobrevivir?

La práctica milenaria del ayuno ha demostrado efectos transformadores en la función cognitiva, el equilibrio metabólico y la activación de la autofagia, un proceso natural de rejuvenecimiento celular.

Comprender el ayuno

Ayunar no es pasar hambre. Se trata más bien de una decisión estratégica de abstenerse de comer durante un periodo determinado, que permite al cuerpo experimentar una pausa temporal en la ingesta de calorías. El ayuno puede adoptar diversas formas, como la alimentación intermitente o restringida en el tiempo, y el ayuno prolongado, cada uno con su propio enfoque único y sus posibles beneficios para la salud. De hecho, ¡una interrupción natural de la alimentación durante 12 horas podría considerarse una forma natural de ayuno!

Como ya se ha dicho, nuestro cuerpo suele depender de la glucosa de los hidratos de carbono para obtener energía. Sin embargo, en situaciones de falta de glucosa, se produce un cambio metabólico de la glucosa a las cetonas, que proceden de la grasa corporal almacenada. Esta transición se exploró en detalle en la primera parte de este libro. El ayuno puede ayudar a tu cuerpo a adaptarse a diferentes fuentes de combustible y, por tanto, a mejorar la flexibilidad metabólica.

Cuando ayunas, los niveles reducidos de azúcar e insulina incitan a tus células a iniciar la autofagia. Derivada de las palabras griegas "auto", que significa uno mismo, y "phagy", que significa comer, la autofagia implica la eliminación y el reciclaje de componentes celulares dañados o disfuncionales. Éstos se envían a los centros de reciclaje de las células, llamados lisosomas, para su descomposición en materiales reutilizables.

Ahora bien, ¿cómo se relaciona esto con nuestra salud cerebral? El ayuno puede ofrecer beneficios como un mejor metabolismo energético cerebral, una mayor plasticidad neuronal (la capacidad del cerebro para adaptarse y cambiar) y efectos neuroprotectores. Al permitir periodos de ayuno, se anima al cuerpo a aprovechar la energía almacenada, se promueven los procesos de reparación celular y se puede favorecer una mejor función cerebral.

El ayuno y la función cerebral

Cuando no estás ocupado procesando alimentos, tu cuerpo puede destinar recursos a otras tareas importantes. Durante el ayuno, se produce un aumento de la producción de determinadas sustancias químicas, como el factor neurotrófico derivado del cerebro (BDNF), que es vital para formar nuevos recuerdos y mejorar las funciones cognitivas.

A menudo, las personas afirman que durante los periodos de ayuno mejoran su concentración, su capacidad para resolver problemas e incluso su memoria (Gudden et al., 2021). Recuerda, sin embargo, que la experiencia de cada persona puede ser un poco diferente. Algunos pueden sentir estos beneficios cognitivos más que otros, pero es fascinante ver cómo el ayuno tiene el potencial de dar un impulso a tu cerebro.

Impacto neuroprotector

Cuando hablamos de efectos neuroprotectores, nos referimos a que el ayuno podría proporcionar una capa de defensa contra ciertas afecciones relacionadas con el cerebro, especialmente las vinculadas al envejecimiento (Zhao et al., 2022). Una idea interesante y en evolución sugiere que el ayuno podría ofrecer beneficios neuroprotectores contra afecciones como el Alzheimer y la enfermedad de Parkinson.

Durante el ayuno, tu cuerpo activa procesos que limpian los residuos celulares y reparan los componentes dañados. Además, el ayuno puede reducir la inflamación al limitar la producción de señales inflamatorias en el organismo. La inflamación se asocia a menudo con diversos trastornos cerebrales, y al mantenerla bajo control, el ayuno podría estar contribuyendo a la salud y resistencia generales de tu cerebro.

Es importante señalar que, aunque el ayuno resulta prometedor en la investigación, no es un escudo garantizado contra estas afecciones.

El ayuno y la regulación de la glucosa en sangre

Se ha demostrado que el ayuno intermitente aumenta la sensibilidad a la insulina mediante varios mecanismos. Durante los periodos de ayuno, el organismo experimenta niveles más bajos de glucosa circulante, lo que hace que las células se vuelvan más receptivas a la insulina.

Además, el ayuno intermitente promueve la activación de las vías implicadas en la reparación celular y la resistencia al estrés, lo que puede mejorar la sensibilidad a la insulina con el tiempo. Al optimizar la sensibilidad a la insulina, el ayuno intermitente favorece un mejor control de la glucemia y puede reducir el riesgo de enfermedades metabólicas.

El ayuno como reajuste metabólico

Los estudios indican que el ayuno mejora la salud metabólica, incluidos los datos que demuestran que el ayuno nocturno prolongado puede reducir los riesgos de enfermedades metabólicas crónicas (Manoogian et al., 2022).

Cuando el cuerpo empieza a utilizar las grasas como fuente de energía, existe la posibilidad de perder peso y reducir la masa grasa total. Esto es especialmente beneficioso para las personas que desean controlar su peso o mejorar su composición corporal. El proceso de descomposición de las grasas para obtener energía suele ser más sostenido y puede contribuir a una sensación de energía más prolongada en comparación con la dependencia exclusiva de la glucosa.

El ayuno también fomenta el desarrollo de la flexibilidad metabólica, que se refiere a la capacidad del cuerpo para adaptarse a diferentes fuentes de combustible de forma eficiente. En estado de ayuno, a medida que se agotan las reservas de glucógeno, el cuerpo se vuelve experto en utilizar no sólo las grasas, sino también las cetonas, que son subproductos del metabolismo de las grasas. Esta mayor flexibilidad metabólica puede tener implicaciones positivas para la regulación de la glucemia.

La capacidad de alternar entre la utilización de glucosa y grasas como fuentes primarias de energía proporciona al organismo un perfil metabólico más adaptable y resistente. Esta adaptabilidad es crucial para mantener estables los niveles de glucosa en sangre, especialmente durante periodos de ayuno o de ingesta reducida de hidratos de carbono.

Cómo ayunar

Si estás pensando en ayunar, te aconsejamos que consultes con un profesional sanitario, sobre todo si tienes alguna enfermedad subyacente o estás tomando medicamentos.

Es importante que las personas con antecedentes de trastornos alimentarios consulten primero a un profesional sanitario, ya que el ayuno puede desencadenar patrones alimentarios desordenados y suponer un riesgo de recaída.

Las personas que toman medicación para la diabetes deben consultar con su médico cualquier plan de ayuno intermitente o prolongado, ya que puede requerir algunos ajustes en la medicación.

Se recomienda a las mujeres embarazadas y en periodo de lactancia que no ayunen. Si lo hacen, debe ser sólo bajo orientación médica.

Ayuno intermitente o alimentación restringida en el tiempo

Mientras que una dieta equilibrada se centra en la calidad y composición de lo que comemos, el ayuno intermitente introduce una dimensión diferente al hacer hincapié en cuándo comemos. Se trata de ajustar el horario de nuestras comidas para que coincida con los ritmos naturales de nuestro cuerpo.

No se trata de restringir los tipos de alimentos, sino de controlar el horario de las comidas. Durante los periodos de ayuno, los individuos se abstienen de consumir calorías, dando a sus cuerpos un descanso de la digestión continua.

Los métodos habituales incluyen el método 16/8, en el que se ayuna durante 16 horas y se come durante una ventana de ocho horas (también se denomina "alimentación restringida en el tiempo"), o el enfoque 5:2, que implica una alimentación normal durante cinco días y una reducción significativa de calorías durante dos días no consecutivos. Brad Pilon, autor de "Comer para comer" y uno de los pioneros en defender los beneficios del ayuno ante el público, comparte el planteamiento de un ayuno de 24 horas una vez a la semana. Por ejemplo, empezar el ayuno después del desayuno y abstenerse de ingerir más calorías hasta el desayuno del día siguiente. Estas estrategias de una ventana de alimentación restringida pueden proporcionar más flexibilidad con las situaciones sociales, al tiempo que promueven diversos beneficios para la salud asociados a la restricción calórica temporal.

Considera la posibilidad de alinear tu ventana de alimentación con el ritmo circadiano, haciéndola coincidir con los ritmos naturales del cuerpo para potenciar aún más los beneficios de la restricción horaria (Manoogian et al., 2022).

Una sugerencia para empezar es comer dentro de una ventana de 10 a 12 horas vinculada a las horas de luz. En otras palabras, abre tu ventana de alimentación con el desayuno por la mañana y ciérrala después de cenar, unas 10 o 12 horas más tarde. Observa cómo responde tu cuerpo, para introducirte en esto con seguridad.

Ayuno prolongado

El ayuno prolongado consiste en ampliar el periodo de ayuno a varios días, superando las duraciones más cortas que se observan en el ayuno intermitente o en la alimentación restringida en el tiempo. Este enfoque pretende inducir efectos más profundos en el organismo. Se recomienda que este enfoque se realice bajo orientación médica. Seguir la orientación médica y escuchar las necesidades de tu cuerpo es especialmente crucial cuando se participa en un ayuno prolongado que se practica durante varios días.

Respuestas personalizadas al ayuno

Todos somos únicos, y nuestros cuerpos muestran respuestas distintas a diversos estímulos, incluido el ayuno. La respuesta de una persona a un régimen de ayuno puede diferir significativamente de la de otra. Factores como la genética, la salud general, el estilo de vida y las condiciones metabólicas existentes contribuyen a configurar las respuestas individuales.

Algunos individuos pueden experimentar niveles de glucosa en sangre más estables durante el ayuno, mientras que otros pueden sufrir fluctuaciones. Es esencial reconocer y apreciar esta variabilidad. Lo que funciona bien para una persona puede no dar los mismos resultados para otra.

Esto subraya la importancia de adoptar enfoques personalizados del ayuno. En lugar de adherirse estrictamente a un modelo único para todos, las personas deben considerar la posibilidad de adaptar sus prácticas de ayuno a sus necesidades y respuestas únicas. La personalización podría implicar ajustar la duración y la frecuencia de los periodos de ayuno o incorporar consideraciones dietéticas específicas.

La monitorización es clave en este proceso. El seguimiento regular de los niveles de glucosa en sangre, los niveles de energía y el bienestar general puede proporcionar información valiosa sobre cómo está respondiendo el organismo de una persona al ayuno. Este enfoque basado en los datos permite realizar ajustes y mejoras, garantizando que las prácticas de ayuno se ajusten de forma óptima a los objetivos de salud de la persona.

Sin embargo, es esencial tener en cuenta el impacto potencial del ayuno prolongado sobre la masa muscular magra, que es fundamental para mantener la sensibilidad a la insulina y promover un envejecimiento saludable. Por lo tanto, es importante incorporar estrategias para preservar la masa muscular magra mientras realizas prácticas de ayuno, como asegurar una ingesta adecuada de proteínas e incorporar ejercicios de entrenamiento de resistencia a tu rutina. Al dar prioridad a la conservación de la masa muscular magra, puedes optimizar tu experiencia de ayuno y, al mismo tiempo, favorecer los resultados de salud a largo plazo.

Consejos prácticos para ayunar

Ahora que has comprendido los beneficios potenciales del ayuno para mejorar tu salud cerebral y tu flexibilidad metabólica, tal vez desees empezar a ayunar. Si es así, aquí tienes algunos consejos prácticos que te ayudarán a iniciarte en el ayuno.

- **Empieza gradualmente**. Puede que lo mejor sea empezar con una restricción horaria. Por ejemplo, si tu horario actual es de 6.00 a 22.00 (16 horas), empieza reduciéndolo a 14 horas (de 6.00 a 20.00). A medida que te adaptes, reduce gradualmente el intervalo hasta que alcances tu objetivo inicial de 12 horas (por ejemplo, de 7 a 19 h). Si quieres seguir avanzando, reduce lentamente la ventana de alimentación hasta alcanzar tu siguiente objetivo, por ejemplo, 10 horas.

- **Empieza el ayuno después de cenar temprano** (por ejemplo, de 5 a 6 de la tarde) y rompe el ayuno por la mañana. De este modo, dormirás durante una parte importante de tu periodo de ayuno. Cenar temprano también dará tiempo a tu cuerpo a digerir la comida y evitará que afecte a tu sueño. Romper el ayuno por la mañana también ayuda a alinearte con tu ritmo circadiano.

- **Planifica tu horario de ayuno en función de tu vida social**. Está bien ser flexible y ajustar tus horarios de ayuno para ocasiones especiales o acontecimientos sociales.

- **Mantente hidratado durante el ayuno**. Bebe sorbos regulares de agua a lo largo del día. Las tazas calientes de té o café no calóricos pueden ser útiles. Éstos deben ser no calóricos, es decir, sin azúcar, nata ni grasas.

- **Evita los edulcorantes artificiales** durante el ayuno, ya que pueden engañar a tu cuerpo haciéndole creer que consumes azúcar, lo que puede afectar a tu regulación metabólica. Incluso las bebidas sin calorías pueden desencadenar una respuesta insulínica.

- **Rompe el ayuno con alimentos de índice glucémico o carga glucémica bajos o moderados.** Esto es para evitar oscilaciones bruscas del azúcar en sangre. Por ejemplo, rompe el ayuno con verduras y proteínas.

- **Durante tu ventana de alimentación, sigue practicando hábitos alimentarios saludables** (por ejemplo, lo que tratamos en el Capítulo 6). ¡Recuerda que el ayuno intermitente no es una licencia para comer comida basura o comer en exceso durante tu ventana de alimentación!

- **Cuando tengas antojos de comida,** fíjate si se debe al hambre física o si es un hábito o una respuesta a una emoción.

- **Realiza un entrenamiento de fuerza regular** para mantener tu masa muscular y evitar la pérdida excesiva de músculo por el ayuno. Brad Pilon, a quien he mencionado antes, compartió la estrategia del "ayuno anabólico", en el que se empieza a ayunar tras una sesión de entrenamiento de fuerza y una comida rica en proteínas.

- **Ingiere suficientes proteínas durante tu ventana de alimentación para mantener la masa muscular.** Las necesidades de proteínas varían, con recomendaciones que oscilan entre 0,8 y 1,7 gramos de proteínas por kilogramo de peso corporal. Para obtener una guía y una calculadora de inicio, visita este recurso de la Facultad de Medicina de Harvard: https://www.health.harvard.edu/blog/how-much-protein-do-you-need-every-day-201506188096.

- **Considera la posibilidad de hacer un seguimiento de tus ayunos mediante una aplicación móvil.** Esto puede ayudarte a controlar tus progresos y a mantener la motivación.

- **Sé paciente contigo mismo.** Tu cuerpo puede tardar un tiempo en adaptarse al ayuno. No te desanimes si no ves resultados inmediatos.

- **Escucha a tu cuerpo.** Si te encuentras mal durante un ayuno, no pasa nada por romperlo. El ayuno debe hacerte sentir mejor, no peor. Si te sientes mareado durante el ayuno, comprueba si puede deberse a unos niveles excesivamente bajos de azúcar en sangre (hipoglucemia) o a un nivel bajo de azúcar en sangre: pide ayuda a un profesional sanitario.

- **Si el ayuno empieza a desencadenar una alimentación desordenada, haz una pausa y reflexiona si esto te está sirviendo a ti y a tu salud.** Coméntalo con un profesional sanitario.

- **Recuerda que el ayuno es una forma de estrés para el cuerpo.** Considera cuánto estrés experimenta actualmente tu cuerpo y si es el momento adecuado para ayunar. Por ejemplo, si alguien está empezando un nuevo trabajo, haciendo malabarismos para cuidar de una familia joven y de unos padres ancianos, o entrenándose para una maratón, añadir el ayuno a la mezcla puede ser demasiado estrés para el cuerpo.

- Como ya se ha dicho, recuerda **consultar a un profesional sanitario** antes de iniciar cualquier régimen de ayuno, sobre todo si tienes una enfermedad preexistente o tomas medicación.

Puntos clave

En este capítulo, profundizamos en los efectos transformadores del ayuno sobre la salud cerebral y la regulación de la glucosa en sangre. El ayuno, una práctica ancestral, se exploró en diversas formas, incluido el ayuno intermitente o alimentación restringida en el tiempo, y el ayuno prolongado. Examinamos los cambios fisiológicos durante el ayuno, así como sus mejoras cognitivas, sus beneficios neuroprotectores y su papel en la mejora de la sensibilidad a la insulina y la regulación de la glucosa en sangre. Además, se debatió a fondo el concepto del ayuno como reinicio metabólico y sus posibles efectos sobre la autofagia para la salud cerebral.

- El ayuno adopta diversas formas y cada enfoque ofrece beneficios únicos para la salud cerebral y el bienestar general.

- El ayuno desencadena un cambio del metabolismo de la glucosa al de las cetonas, favoreciendo la eficiencia en la quema de las grasas almacenadas. Esta flexibilidad metabólica ayuda a regular los niveles de glucosa en sangre.

- El ayuno puede mejorar funciones cognitivas como la memoria, la concentración y la capacidad de resolver problemas. Puede actuar como un potenciador cognitivo natural.

- El ayuno podría ofrecer beneficios neuroprotectores, reduciendo el riesgo de enfermedades neurodegenerativas como el Alzheimer y el Parkinson. La eliminación de las células dañadas durante la autofagia desempeña un papel crucial.

- Las respuestas individuales al ayuno varían. Comprender el propio cuerpo y adoptar un enfoque personalizado del ayuno es esencial para optimizar sus beneficios.

***

Nuestro próximo capítulo desvelará secretos sobre cómo superar los retos a los que puedes enfrentarte mientras mejoras y mantienes tu salud cerebral, asegurándote de que puedes seguir motivado.

Capítulo 10:
Superar los retos y mantener la motivación

Al embarcarnos en este viaje para optimizar la salud cerebral, pueden surgir contratiempos que pongan a prueba nuestra resistencia. Piensa en alguna ocasión en la que te hayas enfrentado a un reto. Puede que al principio te sintieras un poco asustado, quizá incluso abrumado. Superar retos no es fácil. El miedo y la ansiedad que inspiran pueden apoderarse rápidamente de nosotros, haciendo que posterguemos todo intento de superar el obstáculo. A veces, tienes que permitirte tener miedo mientras te enfrentas a un reto.

Tampoco intentes hacerlo todo a la vez. Esto sólo dificulta el proceso. En lugar de eso, da pequeños pasos cada día. Cuando trabajas para mejorar y cuidar tu salud cerebral, estos pequeños pasos se suman con el tiempo y te proporcionan beneficios más valiosos. En este capítulo, vamos a ver cómo puedes superar los retos y mantener la motivación, así como consejos que podrías poner en práctica para asegurarte de que tu viaje hacia una mejor salud cerebral sea un éxito.

Gestión del estrés y control de la glucemia

Uno de los retos más comunes a los que te enfrentarás a lo largo de tu vida es el estrés. El estrés se presenta de muchas formas: desde el estrés que experimentas en el trabajo hasta el estrés por encontrar tiempo para ir a hacer la compra o visitar a un amigo por su cumpleaños durante una semana ajetreada. Los distintos tipos de estrés también te afectarán de distintas maneras, repercutiendo en ti a nivel físico, mental y emocional.

En el Capítulo 4, aprendimos que el estrés puede influir en el azúcar en sangre, y el azúcar en sangre puede afectar a tus niveles de estrés. Es importante tener esto en cuenta porque el estrés experimentado durante periodos prolongados puede conducir a una cantidad elevada y constante de azúcar en tu torrente sanguíneo. Aunque el rápido estallido de energía que esto te proporciona es valioso durante un único momento estresante, puede volverse rápidamente abrumador cuando experimentas estrés constantemente. Es entonces cuando te beneficiarás de las técnicas de gestión del estrés.

A lo largo de este libro, hemos hablado de varias estrategias y actividades que te ayudarán a cuidar la salud de tu cerebro y a controlar la glucosa en sangre, y también hemos visto cómo puedes incorporar técnicas de control del estrés. Como tal, ya estás familiarizado con muchas de las estrategias de que dispones.

Sin embargo, la técnica de gestión que funciona para una persona no siempre funcionará para ti. Incluso puedes descubrir que determinadas técnicas sólo funcionan en determinadas situaciones. Por ejemplo, una actividad de respiración consciente puede ayudarte a manejar acontecimientos inesperados en el trabajo, pero la actividad física puede funcionar mejor para ayudarte a reducir tu estrés general. Esto significa que tienes que experimentar con las distintas estrategias para averiguar cuáles te funcionan mejor.

Incluso puedes hacer una lista que puedes guardar en tu teléfono o en un cuaderno. Cuando notes que empiezas a sentirte estresado o abrumado, saca tus notas y elige una de las estrategias que te ayuden. Recuerda que la actividad debe adaptarse al entorno en el que te encuentras y satisfacer tus necesidades en ese momento. Por ejemplo, sacar tu esterilla de yoga para una rutina de relajación de 10 minutos puede no ser adecuado para un entorno de oficina. En su lugar, podrías probar con la respiración profunda, la relajación muscular progresiva (RMP) o incluso dar un breve paseo al aire libre antes de volver a sentarte en tu escritorio.

Tampoco hay una forma correcta o incorrecta de hacerlo, ya que cada persona es muy diferente. Pero puedes inspirarte en las técnicas habituales de gestión del estrés para ayudarte a crear un plan que satisfaga tus necesidades y se adapte a tu estilo de vida. En la lista que sigue encontrarás algunos ejemplos de cómo incorporar las actividades que ya hemos tratado en capítulos anteriores:

- **Atención Plena:** La respiración consciente puede practicarse mientras te preparas para ir a trabajar o mientras te sientas delante del ordenador. También puedes practicar la alimentación consciente mientras te tomas tu taza matutina de té o café, o incluso mientras almuerzas.

- **Ejercicios de respiración profunda:** Esta actividad es estupenda para combatir la sensación de agobio y puede practicarse fácilmente en cualquier lugar. Cuando notes que empiezas a sentir que el estrés es demasiado, busca un lugar tranquilo (puede ser tu despacho, el banco de fuera, tu dormitorio o incluso tu coche). Cuando hayas encontrado tu sitio, inhala profundamente por la nariz, aguanta la respiración brevemente y exhala lentamente por la boca. Repite este proceso varias veces.

- **La meditación:** Meditar no significa que tengas que sentarte con las piernas cruzadas sobre una esterilla de yoga. Puedes meditar mientras tomas una taza de té en una cafetería local, paseando por el parque o incluso sentado en tu oficina o en la sala de descanso del trabajo. Mientras estés sentado, concéntrate en tu respiración o en un punto de atención elegido, y deja que tu mente se aquiete. Si estás paseando o realizando una actividad repetitiva, simplemente cambia tu atención a la tarea y permítete sumergirte en ella.

- **Yoga:** El yoga es estupendo para practicar el control de la respiración, sumergirte en el movimiento físico, meditar e incluso quemar energía extra. Se trata de una actividad que suele ser más adecuada para practicar en casa o en una clase colectiva, pero si no tienes tiempo para una sesión larga, puedes practicar una rutina de estiramientos de yoga de 10 minutos o simplemente hacer unas cuantas posturas sencillas. Hay varios recursos de yoga disponibles en Internet. El que elijas debe satisfacer tus necesidades.

- **Relajación muscular progresiva (RMP):** Esta técnica consiste en tensar y relajar sistemáticamente distintos grupos musculares, promoviendo una sensación de calma. Empieza por los dedos de los pies y ve subiendo por todo el cuerpo, tensando y luego relajando cada grupo muscular. Lo mejor de esta actividad es que puedes practicarla en cualquier momento y lugar.

Puede que te interese mi libro *Mindfulness for Brain Health (también disponible en español)*, que incluye audioguías gratuitas de meditación Atención Plena. El libro comparte estrategias prácticas para el autocuidado y la gestión del estrés. Puedes acceder a este libro a través de este enlace: **https://books2read.com/ mindfulnessbrainhealth** o buscar en la tienda de Amazon.

Aprovechar la tecnología para la gestión sanitaria

En la era actual, tenemos la notable oportunidad de mejorar varios aspectos de nuestras vidas mediante la tecnología. Los estudios sugieren que las aplicaciones de salud móvil (mHealth) tienen el potencial de aliviar síntomas y contribuir al restablecimiento de la salud en general (An et al., 2023).

Las apps de salud pueden ser herramientas versátiles para el control de los niveles de glucosa en sangre. Por ejemplo, las apps de seguimiento dietético permiten controlar la ingesta de alimentos, hacer un seguimiento de los macronutrientes y mantener un registro exhaustivo de las comidas. Al tener una visión clara de tus hábitos dietéticos, puedes tomar decisiones informadas para alinear tus patrones alimentarios con tus objetivos de glucemia.

También existen aplicaciones para controlar la actividad física, registrar diversos ejercicios, realizar un seguimiento de los pasos y medir el esfuerzo físico general. Mantener una conciencia de los niveles de actividad física es crucial para controlar eficazmente la glucemia, ya que el ejercicio regular influye positivamente en la sensibilidad a la insulina y en la salud metabólica general.

Incorporar estas aplicaciones a tu rutina puede mejorar tu capacidad para controlar proactivamente los niveles de glucosa en sangre y promover un enfoque resistente de la salud. Aprovecha este poder potencial de las aplicaciones móviles de salud buscando en tu tienda de aplicaciones las que te interesen en función de tus objetivos y de lo que te gustaría controlar.

Listas de control para el éxito

A continuación encontrarás algunas listas de control que puedes tener en cuenta a medida que avanzas en la elaboración de un plan para el éxito. También puedes utilizarlas junto con el Reto extra de 12 semanas del Apéndice.

Crear un Plan de Acción Personalizado

La planificación es esencial para el éxito, y establecer objetivos alcanzables adaptados a nuestras necesidades únicas es la clave. Esto implica crear objetivos realistas que tengan en cuenta nuestro estado de salud, rutinas diarias y preferencias. Por ejemplo, los objetivos pueden centrarse en cambios dietéticos, ejercicio y ajustes del estilo de vida, todo ello personalizado para adaptarse a las circunstancias individuales. El establecimiento de objetivos personalizados garantiza la sostenibilidad y la motivación, guiándonos hacia un mejor control de la glucemia a largo plazo.

Por ejemplo, tenía un paciente con niveles altos de colesterol y, tras una investigación más profunda, descubrimos que los niveles fluctuantes de glucosa en sangre desempeñaban un papel importante como parte de su desregulación metabólica. Realizando cambios sencillos pero impactantes, como incorporar más alubias y legumbres a su dieta y hacer ejercicio en el momento oportuno, como dar un paseo después de las comidas, observamos mejoras no sólo en su glucemia, sino también en sus niveles de colesterol. Esta experiencia subraya la importancia de las intervenciones personalizadas, incluidos los ajustes dietéticos orientados a objetivos y la actividad física estratégica, para una mejora integral de la salud.

Incorporar preferencias y rutinas personales

Para que un plan tenga éxito, debe ajustarse a tus preferencias y rutinas únicas, haciendo que el viaje sea eficaz y agradable. Se trata de crear hábitos conscientes de la salud que resuenen con tu estilo de vida, garantizando una aventura de salud exitosa y personalizada. En los capítulos anteriores, hemos tratado muchos enfoques de estilo de vida que pueden mejorar el equilibrio del azúcar en sangre para una mejor salud cerebral y metabólica. ¿Con cuáles te gustaría empezar? Algunos ejemplos son los siguientes, que ya tratamos en capítulos anteriores.

- **Aperitivos inteligentes:** Elige bien los tentempiés. Opta por opciones densas en nutrientes, como los frutos secos, el yogur o la fruta fresca. Estas opciones no sólo favorecen tu salud, sino que también contribuyen a mantener estables los niveles de glucosa en sangre.

- **Ejercicios de rutina:** Incorpora la actividad física a tu rutina. Ya sea un paseo corto después de las comidas o ejercicios rápidos en casa, encontrar actividades que te gusten garantiza la regularidad. Te sorprenderá lo que un paseo vespertino diario puede hacer por tu salud.

- **Prácticas de alimentación consciente:** Practica la alimentación consciente saboreando cada bocado. Esto no sólo mejora tu experiencia gastronómica, sino que también te ayuda a reconocer y responder a las señales de hambre y saciedad de tu cuerpo.

Revisión periódica y adaptación del Plan

Reflexionar sobre nuestros objetivos de salud es esencial para garantizar que siguen siendo realistas y alcanzables. La reevaluación de los objetivos nos permite modificarlos en función de la evolución de nuestras necesidades y circunstancias. Nuestras rutinas y preferencias pueden cambiar con el tiempo. Adaptar el plan para alinearlo con estos cambios lo mantiene sostenible y agradable, por lo que te sentirás más motivado para cumplirlo.

- **Controles rutinarios:** Evalúa regularmente cómo responde tu cuerpo al plan actual. ¿Hay cambios positivos? ¿Algún desafío inesperado? Lleva un diario para registrar las observaciones diarias.

- **Consultas a profesionales sanitarios:** Programa conversaciones periódicas con profesionales sanitarios. Sus puntos de vista pueden proporcionar una comprensión más profunda de tu estado de salud y orientar los ajustes necesarios.

- **Reevaluación de objetivos:** Reflexiona sobre tus objetivos de salud iniciales. ¿Los has alcanzado o necesitan modificaciones? Establecer objetivos realistas y alcanzables es un proceso continuo.

- **Estilo de vida y preferencias:** La vida es dinámica, y también lo son nuestras rutinas y preferencias. Adapta tu plan a los cambios de tu vida cotidiana y a la evolución de tus gustos.

- **Nuevas investigaciones:** Mantente informado sobre las últimas investigaciones sanitarias. Los nuevos hallazgos pueden ofrecerte ideas para perfeccionar tu plan y obtener mejores resultados.

- **Apoyo social:** Participa en grupos o comunidades de apoyo. Compartir experiencias y consejos con otras personas que controlan la glucemia puede aportar perspectivas valiosas.

Afrontar los contratiempos y mantener la resiliencia

Enfrentarse a contratiempos en el control de la glucemia es una parte habitual del camino, pero es imprescindible abordarlos con resiliencia y una mentalidad de crecimiento. He aquí algunas estrategias simplificadas para ayudarte a reconocer los contratiempos y convertirlos en oportunidades de aprendizaje y mejora:

- **Reconocimiento:** Reconoce que los contratiempos le ocurren a todo el mundo. No es un signo de fracaso, sino una indicación de que puede ser necesario hacer ajustes.

- **Diario reflexivo:** Lleva un diario sencillo para anotar las pautas y circunstancias que rodean a los contratiempos. Esto puede ayudar a identificar los desencadenantes y orientar las decisiones futuras.

- **Oportunidades de aprendizaje:** Considera los contratiempos como oportunidades para aprender más sobre tu cuerpo y sus respuestas. Comprender lo que no funcionó te permite perfeccionar tu enfoque.

- **Busca apoyo:** Acércate a tu equipo sanitario, amigos o grupos de apoyo. Compartir experiencias y obtener diferentes perspectivas puede ofrecer valiosos consejos y ánimos.

- **Pequeños ajustes:** En lugar de revisar todo tu plan, plantéate pequeños ajustes manejables. Los cambios graduales suelen ser más sostenibles y fáciles de incorporar.

Desarrollar la resiliencia y mantener la motivación

Desarrollar la resiliencia en el control de la glucemia implica adoptar estrategias de afrontamiento positivas y mantener la motivación a largo plazo.

Fomentar la resiliencia

- **Perspectiva positiva:** Cultiva una mentalidad positiva. Céntrate en lo que puedes controlar en lugar de obsesionarte con los retos. Reconoce que los reveses son temporales y forman parte del viaje.

- **Autocompasión:** Sé amable contigo mismo. Reconoce que controlar la glucemia es un proceso continuo, y que no pasa nada por enfrentarse a dificultades. Trátate con la misma amabilidad que ofrecerías a un amigo.

- **Atención Plena:** Practica la Atención Plena para mantenerte presente y reducir el estrés. Técnicas como la respiración profunda o la meditación pueden mejorar el bienestar emocional y la resiliencia.

- **Adaptabilidad:** Acepta la flexibilidad. Comprende que pueden ser necesarios ajustes en tu plan. Ser adaptable ayuda a sortear situaciones inesperadas.

Mantener la motivación

- **Celebra las pequeñas victorias:** Reconoce y celebra cada logro, por pequeño que sea. Reconocer los progresos, aunque sean pequeños, refuerza la sensación de logro.

- **Establece nuevos retos:** Mantén viva la motivación fijándote nuevos retos realistas. Podría ser probar una receta saludable, aumentar gradualmente la actividad física o conseguir unos niveles estables de glucosa en sangre durante un periodo concreto.

- **Visualiza los objetivos a largo plazo:** Recuérdate a ti mismo el panorama general. Visualiza los beneficios a largo plazo de controlar la glucemia: mejora de la salud, aumento de la energía y mejor calidad de vida.

- **Recompensas personalizadas:** Establece un sistema de recompensas personalizadas por alcanzar hitos. Pueden ser caprichos no relacionados con la comida que se ajusten a tus intereses, proporcionándote un refuerzo positivo.

- **Reflexiona:** Reflexiona periódicamente sobre tu viaje. Considera lo lejos que has llegado, las lecciones aprendidas y el impacto positivo en tu bienestar general. Esta reflexión aumenta la motivación.

Apoyo social y responsabilidad

Construir una red social sólida es una baza poderosa en el camino de controlar los niveles de glucosa en sangre para mejorar la salud cerebral. Las conexiones sociales positivas son algo más que reconfortantes: son antiestrés fundamentales para el bienestar de tu cerebro. Cuando participas en interacciones sociales positivas, la respuesta al estrés de tu cuerpo tiende a disminuir. Compartir momentos ligeros con tus compañeros podría ser todo lo que necesitas para superar el estrés que se ha ido acumulando en tu salud.

El estrés, si no se controla, puede causar estragos tanto en tu salud cerebral como en tus niveles de glucosa en sangre. Sin embargo, una red social sólida actúa como amortiguador, mitigando el impacto de los factores estresantes. Piensa que tienes amigos y seres queridos que comparten la carga, haciendo que el viaje a través de los retos de la vida sea un poco más ligero.

- **Fortaleza comunitaria:** Fomenta un entorno de apoyo en tus círculos familiares y de amigos. Comparte abiertamente tus objetivos y retos de salud, permitiendo que los demás contribuyan positivamente.

- **Grupos de apoyo:** Participa en grupos de apoyo centrados en el control de la glucemia. Estas comunidades proporcionan una plataforma para compartir experiencias, consejos y motivación.

- **Implicación de la familia:** Asegúrate de que tu familia comprende la importancia del control de la glucemia para la salud cerebral. Edúcales sobre las opciones de un estilo de vida saludable e involúcralos en tu viaje. Participad juntos en actividades que promuevan un estilo de vida saludable. Esto podría incluir cocinar comidas nutritivas, salir a pasear o participar en actividades de bienestar en familia.

- **Las amistades:** Comunica tus objetivos de salud a tus amigos íntimos. Tener amigos que comprendan y apoyen tus objetivos crea una influencia positiva entre iguales. Planifica salidas sociales que incluyan actividades físicas, fomentando un estilo de vida sano y activo.

- **Compañeros de responsabilidad:** Forma equipo con alguien que comparta objetivos de salud similares. Estableced compromisos similares y comprobad regularmente los progresos de cada uno.

Celebrad juntos los hitos, reforzando la sensación de logro y éxito compartido.

- **Presión de grupo:** Los comportamientos saludables positivos dentro de tu círculo social pueden crear una norma, y el deseo de adherirse a estas normas sirve de motivación. Perseguir conjuntamente objetivos de salud con amigos o familiares proporciona una meta compartida, lo que hace que el viaje sea más agradable y sostenible.

- **Unirse a clubes:** Considera la posibilidad de unirte a clubes u organizaciones comunitarias afines a tus intereses. Ya sea un club de lectura, un equipo deportivo, un grupo de jardinería o una organización de servicio comunitario, las actividades compartidas proporcionan un entorno natural para formar vínculos con personas de ideas afines.

- **Oportunidades de voluntariado:** Participar en trabajos de voluntariado no sólo beneficia a tu comunidad, sino que también abre vías para conocer a gente nueva que comparte tu pasión por tener un impacto positivo. Es una forma significativa de conectar con los demás mientras contribuyes a una causa mayor.

- **Ejercicios o clases en grupo:** Participar en ejercicios o clases en grupo, como clases de fitness, clases de baile o talleres de arte, no sólo fomenta el bienestar físico, sino también la interacción social. La experiencia compartida de aprender o hacer ejercicio juntos puede dar lugar a conexiones duraderas.

- **Mantener un contacto regular:** En nuestras aceleradas vidas, mantener un contacto regular con amigos y familiares a veces puede pasar a un segundo plano. Sin embargo, es fundamental dar prioridad a las interacciones de calidad frente a la cantidad. Una conversación sincera, aunque sea infrecuente, puede fortalecer las relaciones.

Puntos clave

Siéntete orgulloso del camino que estás tomando y de tu compromiso con una vida sana. Aquí tienes algunos consejos de este capítulo para que los lleves contigo:

- Revisa y ajusta periódicamente tu plan de acción en función de los cambios en las necesidades y circunstancias sanitarias.

- Como en cualquier viaje, los contratiempos son normales. Aprende de ellos, adáptate y sigue adelante.

- Aprovecha el apoyo y los recursos disponibles a través de las comunidades online para motivarte.

- Incorpora la fijación de objetivos individualizados para garantizar hitos realistas y alcanzables.

**

Aprender a superar los retos en cualquier viaje de salud es una parte importante de tu éxito, pero quizá te preguntes cómo puedes cultivar un estilo de vida que te ayude a nutrir continuamente la salud de tu cerebro. En el próximo capítulo, exploraremos algunas de las mejores formas de mantenernos constantes en nuestro viaje, así como técnicas para incorporar con éxito a nuestra vida diaria lo que hemos aprendido en este libro.

Capítulo 11:
Mantenerse al tanto de la salud cerebral

En este capítulo final, consolidamos nuestros aprendizajes y profundizamos en los enfoques integrales para alimentar la salud cerebral a lo largo de toda la vida. Desde la importancia de los ejercicios cognitivos y las revisiones médicas periódicas hasta el potencial transformador de la atención colaborativa, exploramos cómo un enfoque polifacético puede allanar el camino hacia la resiliencia y el bienestar cognitivos duraderos.

El papel de las revisiones médicas periódicas

Controlar los niveles de glucosa en sangre no es sólo una tarea rutinaria; es una profunda inversión en tu bienestar general, con un impacto directo en la salud de tu cerebro. Como has aprendido a lo largo de este libro, tu cerebro depende en gran medida de un suministro constante de glucosa para funcionar de forma óptima.

Las fluctuaciones de los niveles de glucosa, si no se controlan, pueden contribuir al deterioro cognitivo y aumentar el riesgo de enfermedades neurodegenerativas. Si te mantienes alerta, te capacitas para identificar y abordar estas fluctuaciones con prontitud, allanando el camino hacia una claridad mental sostenida, la concentración y la resistencia cognitiva general.

Para las personas que controlan la diabetes, la monitorización constante proporciona datos en tiempo real que orientan las decisiones sobre el tratamiento, ayudándote a alcanzar el delicado equilibrio necesario para mantener la glucemia dentro de unos límites saludables. Este enfoque personalizado protege contra los riesgos inmediatos, al tiempo que sienta las bases de un estilo de vida que promueve la salud cerebral duradera.

Evaluaciones sanitarias exhaustivas para la atención preventiva

En la búsqueda de la preservación de la salud cerebral, los exámenes físicos y las revisiones periódicas permiten detectar y tratar precozmente las afecciones que podrían poner en peligro la función cognitiva.

Los controles rutinarios incluyen constantes vitales, análisis de sangre y cribados a medida que ofrecen información personalizada, lo que permite a los profesionales sanitarios identificar factores de riesgo específicos y ofrecer recomendaciones a perfiles individuales. Este enfoque constituye la base de un estilo de vida saludable para el cerebro, garantizando medidas preventivas oportunas y precisas, alineadas con las necesidades sanitarias individuales.

Enfoque de atención colaborativa

En mis muchos años como profesional médico, he valorado el poder de la asistencia sanitaria colaborativa. Esta estrategia implica formar un equipo dedicado que va más allá de los profesionales sanitarios para incluir a nutricionistas, psicólogos y expertos en fitness. Juntos, este equipo interdisciplinar trabaja cohesionado para elaborar un plan holístico personalizado a tus necesidades únicas.

Tu médico desempeña un papel central, supervisando tu estado de salud y coordinándose con otros especialistas. Un nutricionista aporta ideas sobre las opciones dietéticas que favorecen unos niveles estables de glucosa en sangre y promueven la salud cerebral. Un psicólogo puede ser una valiosa fuente de apoyo para el bienestar emocional y mental. Un experto en fitness te orienta sobre las actividades físicas que se ajustan tanto a tu salud general como a tu bienestar cognitivo.

Entrenamiento cerebral y ejercicios cognitivos

Este libro se ha centrado en la importancia de la regulación del azúcar en sangre y la salud metabólica para tu cerebro y tu bienestar. No obstante, es útil recordar estas medidas adicionales para apoyar tu salud cerebral.

El cerebro es un órgano dinámico y flexible que se nutre de retos y nuevas experiencias. Aprender y experimentar cosas nuevas estimula diversas regiones de tu cerebro, fomentando la formación de nuevas vías neuronales y reforzando las existentes. Este proceso se conoce como neuroplasticidad, y es un proceso para toda la vida que puede favorecer nuestra salud cerebral. Pero, ¿cuál es la mejor forma de fomentar esta actividad independientemente de tu estilo de vida? Aprendizaje continuo.

Al igual que el ejercicio físico es vital para el cuerpo, el ejercicio mental es crucial para el cerebro. Aceptar nuevos retos, ser curioso y participar en actividades que amplíen los límites de nuestros conocimientos contribuyen a la salud y vitalidad de nuestro cerebro durante toda la vida.

Ejercicios cognitivos para la estimulación cerebral

Realizar ejercicios cognitivos es como un entrenamiento para el cerebro, que ayuda a mantenerlo agudo y ágil. Estas actividades estimulan diversas funciones cognitivas, fomentando la agudeza mental y preservando las capacidades cognitivas. He aquí algunos ejemplos de ejercicios que puedes incorporar a tu rutina:

- **Puzzles y rompecabezas:** Los sudokus, crucigramas y rompecabezas ponen a prueba tu capacidad para resolver problemas y tu memoria. Estas actividades te obligan a pensar críticamente, elaborar estrategias y recordar información, lo que puede ayudarte a mantener la mente ágil y despierta. Además, ofrecen una forma divertida y agradable de desafiarte a ti mismo y mantener tu cerebro ocupado.

- **Juegos de memoria:** Juega a juegos de cartas de memoria o intenta recordar listas de elementos para mejorar tu memoria. Estas actividades están específicamente diseñadas para mejorar tu capacidad de retención y recuerdo. Practicando regularmente juegos de memoria, puedes reforzar tus funciones cognitivas y mejorar tu agudeza mental general.

- **Aprendizaje de idiomas:** El aprendizaje de idiomas es una actividad estimulante que compromete diversas funciones cognitivas y favorece la salud cerebral. Tanto si eliges aprender mediante aplicaciones de aprendizaje de idiomas, como si te inscribes en clases o exploras recursos online, sumergirte en una nueva lengua te proporciona numerosos beneficios. No sólo mejora tus capacidades lingüísticas, sino que también estimula distintas áreas del cerebro implicadas en la memoria, la atención y la resolución de problemas.

- **Lectura y debates**: Lee libros y artículos para enriquecer tu conocimiento y comprensión de diversos temas. Participa en debates con otras personas para intercambiar puntos de vista y percepciones, estimulando el pensamiento crítico y ampliando tu comprensión del mundo.

- **Atención Plena y meditación:** Las prácticas que promueven la Atención Plena y la meditación pueden mejorar el enfoque, la concentración y el bienestar cognitivo general.

- **Ejercicios de pensamiento crítico:** Implican resolver problemas, analizar situaciones y participar en actividades que pongan a prueba tus capacidades cognitivas. Al cuestionar, evaluar y sintetizar activamente la información, puedes mejorar tu capacidad analítica y desarrollar una comprensión más matizada de conceptos complejos. Estos ejercicios te animan a pensar críticamente, a considerar múltiples perspectivas y a tomar decisiones informadas, agudizando en última instancia tu capacidad para resolver problemas y fomentando el crecimiento intelectual.

- **Aprender un instrumento musical:** Tocar un instrumento implica coordinación, memoria y concentración, proporcionando un entrenamiento cerebral holístico que mejora las capacidades cognitivas y fomenta la salud general del cerebro.

- **Aprendizaje del movimiento:** Actividades como la danza o el tai chi entrenan el centro cerebral de la coordinación motora, mejorando las funciones cognitivas relacionadas con el equilibrio, la coordinación y la conciencia espacial.

Añadir actividades cognitivas a tu rutina diaria

Mejorar la salud cognitiva no requiere una gran revisión de tu horario. He aquí algunas formas prácticas y sencillas de integrar perfectamente las actividades cognitivas en tu vida:

- Descubre una multitud de aplicaciones móviles creadas específicamente para proporcionar una amplia gama de ejercicios y juegos cognitivos. Estas innovadoras aplicaciones ofrecen retos rápidos y divertidos, ideales para breves descansos, que garantizan una entretenida estimulación mental a lo largo del día.

- Participa en clubes o grupos centrados en intereses o aprendizajes compartidos. Ya sea uniéndose a un club de lectura, a un grupo de intercambio de idiomas o a cualquier comunidad que fomente la estimulación mental, estos compromisos fomentan el crecimiento y el desarrollo intelectual.

- Sumérgete en aficiones creativas como pintar, escribir o hacer manualidades, permitiendo que florezca tu imaginación y prospere tu lado artístico. Estas actividades sirven como algo más que salidas para la autoexpresión; también activan varias regiones del cerebro, fomentando la creatividad, la capacidad de resolver problemas y la flexibilidad cognitiva.

- Dedica un tiempo específico cada día a sumergirte en la lectura. Tanto si te cautivan los reinos imaginativos de la ficción como si te atraen las profundidades informativas de la no ficción, la lectura regular te ofrece una puerta de acceso a diversas ideas y perspectivas. Comprometerte con diversos géneros y temas no sólo enriquece tus conocimientos, sino que también estimula tu intelecto y fomenta una comprensión más profunda del mundo que te rodea.

- Incorpora la Atención Plena a tus rutinas diarias sumergiéndote por completo en cada actividad. Tanto si estás cocinando una comida, ordenando tu espacio o dando un paseo tranquilo, esfuérzate por estar presente y atento. La Atención Plena cultiva la concentración y la claridad mental, enriqueciendo tu experiencia de cada momento.

- Mejora tus conocimientos sintonizando podcasts educativos durante tus desplazamientos o sesiones de entrenamiento. Esta práctica cómoda te permite absorber sin esfuerzo nueva información y ampliar tu comprensión de diversos temas.

- Maximiza tu productividad realizando varias tareas a la vez con intención. Por ejemplo, considera la posibilidad de escuchar un audiolibro o un podcast educativo mientras realizas las tareas domésticas. De este modo, puedes completar las tareas de forma eficaz y, al mismo tiempo, absorber conocimientos e información valiosos.

Esto no sólo hace que las actividades mundanas sean más atractivas, sino que también te permite aprovechar al máximo tu tiempo combinando el ocio con la productividad.

Puntos clave

Desde la importancia de los ejercicios cognitivos hasta la trascendencia del aprendizaje permanente y el compromiso social, debatimos estrategias procesables para mantener el bienestar cognitivo. Reconociendo el papel vital de las evaluaciones sanitarias integrales y la atención colaborativa, el capítulo hizo hincapié en el enfoque holístico necesario para mantener la salud cerebral y la estabilidad de la glucemia.

- Adoptar una mentalidad de aprendizaje continuo y realizar ejercicios cognitivos favorece la neuroplasticidad, contribuyendo a mejorar la memoria, el aprendizaje y la función cognitiva.

- El control regular de los niveles de glucosa en sangre es imprescindible, especialmente para las personas con riesgo de diabetes o que la padecen, para garantizar una detección precoz y un tratamiento eficaz.

- Considera un enfoque de atención colaborativa en el que participen profesionales sanitarios, nutricionistas y expertos en fitness para crear un plan personalizado y holístico de bienestar cerebral.

Conclusión

Juntos, hemos explorado el fascinante mundo de la nutrición, la función cognitiva y el papel fundamental que desempeña la glucosa en sangre en el mantenimiento de nuestra salud cerebral. A lo largo de estos capítulos, hemos explorado las complejidades de mantener estables los niveles de glucosa en sangre, descubriendo el profundo impacto que tiene en la vitalidad cognitiva.

Considera este libro no sólo como una guía, sino como un compañero en tu búsqueda continua de una vida más sana y vibrante. No dudes en volver a visitar sus páginas, extraer nuevas gemas de sabiduría y reforzar las valiosas lecciones que has adquirido.

Recuerda, el conocimiento es una entidad viva: crece a medida que lo aplicas. Pon en práctica las estrategias, adopta los cambios en tu estilo de vida y deja que tu viaje hacia una salud cerebral óptima sea una exploración continua. Ahora que nos despedimos, mantente curioso, informado y comprometido con tu bienestar. El camino hacia una mente más sana y aguda es un proceso continuo, que ahora estás bien preparado para recorrer. Tu dedicación al aprendizaje y a la evolución es un testimonio de tu compromiso con una vida vibrante y plena.

Me gustaría pedirte amablemente un momento de tu tiempo. Si has encontrado valor en las ideas, estrategias y conocimientos compartidos en este libro, te agradecería enormemente que dejaras una reseña. Tus pensamientos y opiniones son inestimables, y leeré todos tus comentarios y reseñas. No sólo me inspiran para seguir creando contenido que importe, sino que también ayudan a otros lectores a tomar decisiones informadas sobre sus elecciones de lectura. Tu reseña es un pequeño gesto que puede tener un gran impacto.

Que tu viaje hacia la vitalidad cognitiva sea tan enriquecedor como el conocimiento que has reunido en estas páginas. Brindo por tu salud, tu mente y el increíble viaje que tienes por delante.

***

En este libro tratamos sobre la importancia del Sueño y la Atención Plena como herramientas poderosas para tu equilibrio glucémico y tu salud cerebral. Puedes acceder a mis libros sobre estos temas utilizando estos enlaces o buscando en Amazon

Sleep Better to Thrive (también disponible en español): **https://books2read.com/sleepbetter**

Mindfulness for Brain Health (también disponible en español): **https://books2read.com/ mindfulnessbrainhealth**

***

¿Te ha gustado este libro y te gustaría estar al día de mis futuros lanzamientos?

Recibe noticias sobre mis próximos libros y recibe mis Consejos de los Jueves (Thursday Tips [TT]) (originalmente en inglés), donde comparto pequeños consejos sobre salud cerebral para prosperar, a través de **bit.ly/drwongbrainhealth**

¿Puedes ayudarme, por favor?

¡Gracias de nuevo por leer este libro!

Las reseñas de libros marcan la diferencia a la hora de descubrirlos.

Me encantaría conocer tu opinión con una reseña rápida en Amazon.

Te lo agradezco profundamente y leeré tus críticas.

Para tu comodidad, los siguientes códigos QR o enlaces te llevan directamente a la página de la reseña en su respectivo mercado de Amazon:

Amazon.com | USA	Amazon.es
Amazon.com/review/create-review?&asin=191735388X	Amazon.es/review/create-review?&asin=191735388X

Anexo

Bonificaciones del libro: ¿Quieres una copia de mi receta favorita de aperitivos de garbanzos, mencionada en el capítulo 6? Solicítala utilizando este enlace: **bit.ly/sweetspotbonuses**

¡Consejos de los jueves! Consigue mis populares Consejos de los Jueves [TT], en los que comparto pequeños consejos sobre salud cerebral para prosperar: ¡una lectura de 1 minuto con 3 consejos y 1 pregunta! - regístrate **en bit.ly/drwongbrainhealth**

Recibe alertas sobre las próximas publicaciones de libros, a través de **bit.ly/drwongbrainhealth**

Otros libros que te pueden gustar:

Estos libros de la Dr. Wong pueden ser de interés, y están disponibles en Amazon como libro de bolsillo, libro electrónico y audiolibro:

Sleep Better to Thrive (también disponible en español): **https://books2read.com/sleepbetter**

Mindfulness for Brain Health (también disponible en español): **https://books2read.com/mindfulnessbrainhealth**

Quit Ultra-Processed Foods Now (también disponible en español): **https://books2read.com/quitupf**

Reto de 12 semanas

A lo largo de este libro, hemos tratado diversas estrategias para mejorar la salud de tu cerebro y garantizar su bienestar a largo plazo. En este capítulo extra, encontrarás un reto de 12 semanas para guiarte en tu viaje. Este reto contiene actividades y consejos adicionales para ayudarte a seguir persiguiendo una salud cerebral óptima.

Poner en práctica los conocimientos

Ahora que has adquirido valiosos conocimientos sobre diversos aspectos de la salud cerebral, la nutrición y el bienestar, ha llegado el momento de ponerlos en práctica. Este reto de 12 semanas consiste en ejercicios interactivos diseñados para ayudarte a aplicar activamente las lecciones aprendidas a lo largo del libro. ¿Cómo funciona?

Cada semana, tomarás un ejercicio y trabajarás en él a tu propio ritmo. Por ejemplo, el ejercicio 1 se practicará en la semana 1, el ejercicio 2 en la semana 2, y así sucesivamente. Al darte una semana para trabajar cada actividad, tienes tiempo para determinar la mejor forma de abordarla, así como la manera de incorporarla a tu vida. Recuerda que los hábitos saludables tardan tiempo en construirse. Este reto te proporciona la base necesaria para tener éxito y mantenerte constante.

Cuando llegues a la semana 12, utilizarás tus experiencias y lo que hayas aprendido de cada ejercicio para rellenar la hoja de trabajo descargable. Esta hoja de trabajo te proporciona las herramientas necesarias para mantenerte al tanto de tu salud cerebral incluso después de haber completado este libro. Aunque al principio te sientas un poco abrumado, los siguientes consejos pueden ayudarte a garantizar tu éxito:

- Utiliza un diario para controlar tus progresos y tomar notas sobre la actividad en la que estás trabajando esa semana.

- Registra cualquier desafío al que te enfrentes mientras trabajas en el ejercicio. Pueden ser retos mentales, físicos o emocionales.

- Asegúrate de anotar también tus éxitos, por pequeños que sean. También es buena idea dedicar tiempo a celebrar tus éxitos cada semana. Recuerda que tu éxito no tiene por qué ser reconocido por todo el mundo para ser importante.

- Al final de cada reto, reflexiona sobre el ejercicio. Puede ser una buena idea anotar tus pensamientos para que puedas observar qué métodos te funcionaron mejor y cómo encajas la actividad en tu estilo de vida único.

- Además, escribe cómo podrías enfocar el ejercicio y encajarlo en tu horario diario la próxima vez que lo practiques.

- Si te cuesta mantener la constancia cuando trabajas en los retos, considera la posibilidad de hacer el reto con un amigo o familiar de confianza. De este modo, podréis apoyaros mutuamente, trabajar juntos en los retos y responsabilizaros el uno al otro.

Antes de empezar con la primera actividad, recuérdate que no necesitas completar el ejercicio en un solo día. Los pequeños pasos se van sumando. Así que ten paciencia contigo mismo y trabaja lentamente en cada actividad para maximizar los beneficios que puedes obtener. Empecemos con la primera actividad.

Ejercicio 1: Lleva un diario de alimentos

- **Empieza tu diario:** Empieza por crear un sencillo diario de comidas. Puedes utilizar un cuaderno, una aplicación para smartphone o incluso una hoja de cálculo para registrar tus comidas y tentempiés.

- **Anótalo todo:** Durante una semana, anota diligentemente todo lo que comas y bebas a lo largo del día. Asegúrate de incluir el tamaño de las raciones y anotar el contenido en hidratos de carbono de cada cosa.

- **Analiza tus elecciones:** Al final de la semana, revisa tu diario de comidas. Toma nota de los patrones de tus hábitos alimentarios y de cómo se correlacionan con tus niveles de energía y tu estado de ánimo.

- **Reflexiona y aprende:** Reflexiona sobre cómo los distintos tipos de hidratos de carbono, como los azúcares simples frente a los hidratos de carbono complejos, pueden haber influido en tus niveles de glucosa en sangre y en tu función cognitiva.

- **Identifica las áreas susceptibles de mejora:** Identifica las áreas en las que podrías elegir alimentos más sanos o gestionar mejor tu ingesta de hidratos de carbono para mantener la energía y la estabilidad del estado de ánimo.

Consejos para el éxito

- Sé honesto y minucioso en tu registro para obtener una imagen precisa de tus hábitos alimentarios.

- Considera la posibilidad de pedir consejo a un nutricionista o dietista para obtener información personalizada basada en los resultados de tu diario de alimentos.

Ejercicio 2: Comer con atención

- **Selecciona tu comida:** Elige una comida al día para practicar la alimentación consciente. Opta por cualquier comida que encaje en tu rutina diaria.

- **Preparación:** Antes de empezar a comer, detente un momento a observar la presentación visual, el aroma y la textura de la comida. Involucra todos tus sentidos.

- **Come despacio:** Cuando empieces a comer, adopta un ritmo pausado. Mastica la comida deliberada y atentamente, concentrándote en los sabores y sensaciones de cada bocado.

- **Sintoniza con el sabor:** Mantente plenamente presente mientras consumes tu comida. Observa cómo sabe cada bocado y las sensaciones que evoca en tu boca. Presta atención a la interacción de sabores y texturas.

- **Controla la energía y la claridad:** A lo largo de la comida, presta atención a cualquier cambio en tus niveles de energía y claridad mental.

Toma nota de cualquier cambio en cómo te sientes antes y después de comer.

- **Reflexiona:** Cuando termines de comer, dedica un momento a reflexionar sobre tu experiencia. Piensa en cómo ha influido la práctica de la alimentación consciente en tu disfrute de la comida y en tu bienestar general.

- **Práctica constante:** Intenta integrar la alimentación consciente en tu rutina diaria. Con la práctica regular, puedes cultivar una conexión más profunda con la comida y mejorar tu conciencia de las señales corporales.

Consejos para el éxito

- Reduce al mínimo las distracciones durante tus sesiones de alimentación consciente para sumergirte por completo en la experiencia.

- Experimenta con varias opciones de alimentos para explorar distintos sabores y texturas.

Ejercicio 3: Plan de comidas para potenciar el cerebro

- **Planifica las comidas de una semana:** Dedica tiempo a planificar una semana de comidas y tentempiés adaptados para favorecer una función cerebral óptima.

- **Equilibrio de nutrientes:** Asegúrate de que cada comida incorpora una mezcla equilibrada de hidratos de carbono complejos, grasas saludables y proteínas magras para proporcionar energía sostenida a tu cerebro.

- **Variedad y exploración:** Experimenta con diversas recetas e ingredientes para descubrir combinaciones que mejoren el rendimiento cognitivo y te mantengan alerta y concentrado durante todo el día.

- **Selección consciente:** Selecciona con atención los alimentos conocidos por sus propiedades estimulantes del cerebro, como las verduras de hoja verde, el pescado graso rico en ácidos grasos omega-3, los frutos secos y las semillas, los cereales integrales y las frutas y verduras ricas en antioxidantes.

- **Control de las raciones:** Practica el control de las raciones para evitar comer en exceso y mantener estables los niveles de glucosa en sangre, que son esenciales para una función cerebral óptima.

- **Adáptate y ajústate:** Sé flexible con tu plan de comidas y estate dispuesto a ajustarlo en función de tus niveles de energía, preferencias dietéticas y necesidades nutricionales.

Consejos para el éxito

- Incorpora a tus recetas ingredientes que potencien el cerebro, como la cúrcuma, los arándanos, los aguacates y el chocolate negro.

- Experimenta con el horario y la frecuencia de las comidas para determinar qué funciona mejor para tus niveles de energía y rendimiento cognitivo.

- Lleva un diario para registrar cómo afectan los distintos alimentos y combinaciones de comidas a tu estado de ánimo, energía y concentración a lo largo de la semana.

Ejercicio 4: Reto de lectura de etiquetas

- **Exploración de la tienda de comestibles:** Dedica un tiempo específico de tu próxima compra a leer las etiquetas de los alimentos.

- **Identifica los ingredientes ocultos:** Examina cuidadosamente las etiquetas de los alimentos envasados para identificar las fuentes de azúcares añadidos, hidratos de carbono refinados y otros aditivos artificiales.

- **Selección de alimentos integrales:** Da prioridad a la elección de alimentos integrales y opciones mínimamente procesadas frente a los productos muy procesados. Busca alimentos ricos en nutrientes, fibra y vitaminas y minerales esenciales.

- **Conocimiento del azúcar:** Presta mucha atención a los distintos nombres utilizados para los azúcares añadidos, como sacarosa, jarabe de maíz de alta fructosa, dextrosa y maltosa, entre otros. Ten cuidado con los productos comercializados como "bajos en grasa" o "dietéticos", ya que a menudo contienen azúcares añadidos para realzar el sabor.

- **Consideración de los hidratos de carbono:** Evalúa el contenido en hidratos de carbono de los alimentos, centrándote en los hidratos de carbono complejos procedentes de fuentes como los cereales integrales, las frutas y las verduras, en lugar de los azúcares simples y los hidratos de carbono refinados.

- **Impacto glucémico:** Ten en cuenta el índice glucémico (IG) de los alimentos, que mide la rapidez con que los hidratos de carbono de los alimentos elevan los niveles de glucosa en sangre. Busca alimentos con un IG más bajo para evitar subidas y bajadas rápidas de azúcar en sangre.

- **Lee detenidamente las etiquetas de los alimentos:** Tómate tu tiempo para leer y comprender toda la lista de ingredientes y el panel de información nutricional de las etiquetas de los alimentos. Busca alimentos con un mínimo de ingredientes y evita los productos con largas listas de aditivos artificiales y conservantes.

Ejercicio 5: Rutina de actividad física

- **Desarrollo de rutinas:** Dedica tiempo a crear una rutina de ejercicios personalizada y adaptada a tu nivel de forma física y a tus preferencias. Incorpora una combinación de ejercicios aeróbicos, como caminar a paso ligero, montar en bicicleta o nadar, y actividades de entrenamiento de fuerza, como levantamiento de pesas o ejercicios con el peso del cuerpo.

- **Frecuencia y duración:** Intenta hacer al menos 30 minutos de ejercicio de intensidad moderada la mayoría de los días de la semana. Programa tus entrenamientos a horas que se ajusten a tu rutina diaria y a tus niveles de energía, ya sea por la mañana, durante las pausas para comer o por la noche.

- **Variedad y diversión:** Mantén tu rutina de ejercicios variada y divertida incorporando diferentes actividades y formatos de entrenamiento. Experimenta con actividades al aire libre, clases de fitness en grupo o entrenamientos en casa para mantener alta la motivación y evitar el aburrimiento.

- **Movimiento consciente:** Durante tus entrenamientos, presta atención a cómo afecta la actividad física a tu cuerpo y a tu mente. Observa los cambios en tus niveles de energía, estado de ánimo y función cognitiva antes, durante y después de las sesiones de ejercicio.

- **Seguimiento del progreso:** Controla tus hábitos de actividad física y tus progresos a lo largo del tiempo. Utiliza un diario de actividad física, una aplicación para smartphone o un monitor de actividad física portátil para controlar tus entrenamientos, registrar tus logros y establecer nuevos objetivos.

Consejos para el éxito

- Empieza con objetivos alcanzables que se ajusten a tu nivel de forma física actual y a tu horario. Aumenta gradualmente la intensidad, duración y frecuencia de tus entrenamientos a medida que progreses.

- Experimenta con distintos tipos de actividad física hasta que encuentres alguna que te guste de verdad. Ya sea bailar, hacer senderismo o practicar un deporte, incorporar actividades que te gusten a tu rutina hará que el ejercicio sea más agradable y sostenible.

- Trata el ejercicio como cualquier otra cita, programándolo en tu calendario diario o semanal. La constancia es la clave para desarrollar un hábito de ejercicio duradero, así que comprométete a entrenar a horas que te vengan bien.

Ejercicio 6: Técnicas de gestión del estrés

Explorar prácticas de reducción del estrés: Experimenta con diversas técnicas de reducción del estrés para descubrir cuáles resuenan más contigo. Algunas opciones populares son

- **Respiración profunda:** practica ejercicios de respiración diafragmática para activar la respuesta de relajación del cuerpo y calmar tu sistema nervioso.

- **Meditación:** Participa en sesiones de meditación de Atención Plena o meditación guiada para cultivar la conciencia, la presencia y la paz interior.

- **Yoga:** Incorpora el yoga a tu rutina para fomentar la flexibilidad física, la relajación mental y el alivio del estrés mediante movimientos suaves, ejercicios de respiración y meditación.

- **Relajación muscular progresiva:** Aprende a tensar y soltar sistemáticamente grupos musculares de todo el cuerpo para favorecer la relajación física y aliviar la tensión.

- **Paseos por la naturaleza:** Pasa tiempo al aire libre en la naturaleza, ya sea un paseo tranquilo por el parque o una excursión por la naturaleza, para reducir el estrés y mejorar el estado de ánimo.

Crea tu rutina para aliviar el estrés: Una vez que hayas explorado distintas prácticas para aliviar el estrés, elige una o varias técnicas para incorporarlas a tu rutina diaria. La constancia es clave para cosechar los beneficios de la gestión del estrés, así que intenta practicar las técnicas elegidas con regularidad, idealmente todos los días.

Observar el impacto: A medida que integras las prácticas de alivio del estrés en tu vida cotidiana, presta mucha atención a cómo afectan a tu bienestar general. Observa cualquier cambio en tu estado de ánimo, niveles de energía, sensaciones físicas y función cognitiva antes, durante y después de realizar actividades de control del estrés. Lleva un diario para registrar tus experiencias y reflexionar sobre la eficacia de las distintas técnicas.

Ejercicio 7: Lista de comprobación de la higiene del sueño

- **Establece una rutina constante a la hora de acostarte:** Establece un horario de sueño regular acostándote y despertándote a la misma hora todos los días, incluso los fines de semana. Esto ayuda a regular el reloj interno de tu cuerpo y favorece una mejor calidad del sueño.

- **Crea un entorno favorable al sueño:** Haz que tu dormitorio favorezca el sueño manteniéndolo fresco, oscuro y silencioso. Invierte en un colchón y almohadas cómodos, y considera la posibilidad de utilizar cortinas opacas o máquinas de ruido blanco para bloquear cualquier distracción.

- **Limita el tiempo de pantalla antes de acostarte:** Reduce al mínimo la exposición a las pantallas de dispositivos electrónicos como teléfonos inteligentes, tabletas y ordenadores al menos una hora antes de acostarte. La luz azul emitida por estos dispositivos puede alterar el ciclo natural de sueño-vigilia de tu cuerpo y dificultar que te quedes dormido.

- **Practica técnicas de relajación:** Relájate antes de acostarte con técnicas de relajación como ejercicios de respiración profunda, estiramientos suaves, meditación o lectura de un libro. Evita realizar actividades estimulantes o tareas estresantes cerca de la hora de acostarte.

- **Vigila tu alimentación e hidratación:** Evita consumir comidas copiosas, cafeína o alcohol cerca de la hora de acostarte, ya que pueden interferir en tu capacidad para conciliar el sueño y permanecer dormido. Opta por tentempiés ligeros y nutritivos si tienes hambre antes de acostarte, y mantente hidratado a lo largo del día para evitar despertares nocturnos debidos a la sed.

- **Controla el estrés y la ansiedad:** Aborda cualquier estrés o ansiedad subyacentes que puedan estar afectando a tu capacidad para dormir. Practica técnicas de alivio del estrés como la Atención Plena, escribir un diario o hablar con un amigo o terapeuta de confianza para fomentar la relajación y la tranquilidad antes de acostarte.

- **Controla tus patrones de sueño:** Lleva un diario de sueño o utiliza una aplicación de seguimiento del sueño para controlar la calidad y duración de tu sueño cada noche. Anota cualquier factor que pueda afectar a tu sueño, como el consumo de cafeína, el ejercicio o los acontecimientos estresantes, y ajusta tu rutina de sueño según sea necesario.

Ejercicio 8: Control de la glucosa en sangre

- Este ejercicio es para personas que tienen, o se sospecha que tienen, trastornos del azúcar en sangre. Por favor, coméntalo con tu profesional sanitario.

- **Selecciona un medidor de glucosa en sangre:** Elige un medidor de glucosa en sangre fiable que se adapte a tus necesidades y preferencias. Consulta a tu profesional sanitario o farmacéutico para que te recomiende la selección y el uso del medidor.

- **Establece horarios para las pruebas:** Determina momentos específicos del día para medir tus niveles de azúcar en sangre, como antes de las comidas, después de las comidas, antes y después del ejercicio, y antes de acostarte. Realizar las pruebas a distintas horas proporciona información valiosa sobre cómo fluctúa tu glucemia a lo largo del día.

- **Lleva un registro detallado:** Anota tus lecturas de glucosa en sangre en un diario o en una aplicación digital, junto con información relevante como la hora del día, las comidas o tentempiés correspondientes, la actividad física, la toma de medicación y cualquier síntoma o sensación que experimentes.

- **Identifica patrones:** Revisa regularmente tu registro de glucemia para identificar pautas y tendencias. Presta atención a cómo influyen en tus niveles de azúcar en sangre los distintos alimentos, los horarios de las comidas, las rutinas de ejercicio, los niveles de estrés y otros factores. Busca patrones de subidas y bajadas y ten en cuenta los factores que pueden contribuir a estas fluctuaciones.

- **Haz ajustes:** Utiliza la información obtenida del control de tus niveles de glucosa en sangre para tomar decisiones informadas sobre tu dieta, ejercicio, medicación y hábitos de vida. Trabaja con tu equipo sanitario para desarrollar estrategias personalizadas para controlar tus niveles de azúcar en sangre y optimizar tu salud general.

Ejercicio 9: Reto de hidratación

- **Calcula tu objetivo de ingesta de agua:** Determina tu objetivo diario de ingesta de agua en función de tu peso corporal y nivel de actividad. Como pauta general, intenta beber al menos 8 vasos (64 onzas) de agua al día, pero ajusta esta cantidad en función de factores como tu peso, edad, sexo, clima y nivel de actividad física.

- **Mantente hidratado durante todo el día:** Lleva contigo una botella de agua reutilizable dondequiera que vayas para asegurarte un fácil acceso al agua a lo largo del día. Programa recordatorios en tu teléfono o utiliza aplicaciones de seguimiento de la hidratación para que te indiquen que bebas agua con regularidad, sobre todo si tienes una agenda muy apretada o tiendes a olvidarte de hidratarte.

- **Escucha a tu cuerpo:** Presta atención a las señales de sed y deshidratación de tu cuerpo. Bebe agua siempre que sientas sed, y presta atención a otros signos de deshidratación como boca seca, orina oscura, fatiga, mareos o dolores de cabeza. Si realizas alguna actividad física, pasas tiempo al aire libre cuando hace calor o consumes bebidas con cafeína o alcohol, puede que necesites aumentar la ingesta de líquidos para mantenerte adecuadamente hidratado.

- **Controla tu ingesta de líquidos:** Lleva un registro de tu ingesta diaria de agua utilizando un diario de hidratación o una aplicación de seguimiento de la hidratación. Anota la cantidad de agua que consumes a lo largo del día, así como cualquier otro líquido como infusiones de hierbas, agua infusionada o bebidas con electrolitos. Intenta repartir tu ingesta de líquidos uniformemente a lo largo del día, en lugar de consumir grandes cantidades de una sola vez. Una regla práctica es que la orina sea de color pajizo.

- **Elige alimentos hidratantes:** Incorpora a tu dieta alimentos hidratantes con alto contenido en agua, como frutas (p. ej., sandía, naranjas, fresas), verduras (p. ej., pepinos, lechuga, apio), sopas y platos a base de caldo. Estos alimentos pueden contribuir a tu ingesta total de líquidos y aportar nutrientes adicionales y beneficios de hidratación.

- **Ajústala a las necesidades individuales:** Ajusta tu ingesta de agua en función de factores individuales como tu nivel de actividad física, la exposición a climas cálidos o húmedos, afecciones médicas, medicación y estado de embarazo o lactancia. Consulta con un profesional sanitario si tienes preocupaciones específicas o afecciones médicas que puedan afectar a tus necesidades de hidratación.

Seguimiento diario del agua

- **Lunes:**

- **Martes:**

- **Miércoles:**

- **Jueves:**

- **Viernes:**

- **El sábado:**

- **Domingo:**

Ejercicio 10: Intercambio de recetas para estimular el cerebro

- **Recoge tus recetas potenciadoras del cerebro:** Empieza seleccionando tus recetas favoritas saludables para el cerebro que incluyan ingredientes conocidos por favorecer la función cognitiva y la salud general del cerebro. Busca recetas ricas en nutrientes como ácidos grasos omega-3, antioxidantes, vitaminas y minerales. Considera platos que incorporen ingredientes beneficiosos para el cerebro, como verduras de hoja verde (por ejemplo, espinacas, col rizada), pescados grasos (por ejemplo, salmón, caballa), frutos secos y semillas (por ejemplo, nueces, semillas de lino), cereales integrales y frutas y verduras de colores.

- **Comparte e intercambia:** Ponte en contacto con amigos, familiares o colegas que compartan tu interés por la cocina y el bienestar. Invítalos a participar en el reto del intercambio de recetas intercambiando sus propias recetas favoritas para estimular el cerebro. Podéis comunicaros a través de las redes sociales, por correo electrónico o en reuniones presenciales para facilitar el intercambio de inspiración culinaria.

- **Experimenta y explora:** Aprovecha la oportunidad de explorar nuevos sabores, ingredientes y técnicas culinarias mientras pruebas las recetas compartidas por tus compañeros. Desafíate a salir de tu zona de confort culinario y experimenta con diversas cocinas y estilos culinarios. Toma nota de los sabores, texturas y beneficios nutricionales únicos de cada receta que prepares.

- **Cocinar y compartir juntos:** Organiza sesiones de cocina o reuniones en las que tú y tus compañeros podáis cocinar, probar y disfrutar juntos de los platos que estimulan el cerebro. Crea un entorno culinario de apoyo y colaboración en el que todos puedan aportar sus creaciones culinarias y compartir sus consejos de cocina, experiencias y opiniones.

- **Documenta y celebra:** Documenta tu viaje de intercambio de recetas haciendo fotos de los platos que preparas y compartiéndolas con el grupo. Comparte tus éxitos, retos y descubrimientos culinarios a lo largo del camino. Celebra la alegría de cocinar y comer comidas deliciosas y ricas en nutrientes que nutran el cuerpo y la mente.

- **Reflexiona y aprende:** Reflexiona sobre cómo la incorporación de recetas saludables para el cerebro a tu dieta repercute en tu bienestar general, tus niveles de energía, tu estado de ánimo y tu función cognitiva. Presta atención a cualquier cambio positivo que experimentes en términos de claridad mental, concentración y vitalidad general. Aprovecha esta experiencia para aprender más sobre la conexión entre nutrición y salud cerebral.

Ejercicio 11: Juegos de entrenamiento cerebral

- **Selecciona tu plataforma de entrenamiento cerebral:** Empieza por elegir una aplicación de entrenamiento cerebral de buena reputación o accede a recursos online que ofrezcan una variedad de ejercicios cognitivos y juegos diseñados para desafiar y mejorar distintos aspectos de la función cerebral. Busca plataformas que ofrezcan una amplia gama de actividades, como rompecabezas, juegos de memoria, tareas de resolución de problemas y ejercicios de lenguaje.

- **Establece objetivos diarios:** Establece un objetivo diario para tus sesiones de entrenamiento cerebral, tratando de dedicar al menos 15 minutos cada día a realizar ejercicios cognitivos. Reserva un momento específico del día para concentrarte en tus actividades de entrenamiento cerebral, ya sea por la mañana antes de empezar el día, durante un descanso o por la noche como actividad relajante.

- **Elige una variedad de retos:** Explora los distintos tipos de ejercicios cognitivos disponibles en la plataforma elegida y selecciona una variedad de retos para mantener tu cerebro ocupado y estimulado. Mezcla y combina actividades dirigidas a distintos ámbitos cognitivos, como la atención, la memoria, la resolución de problemas y las habilidades lingüísticas, para proporcionar a tu cerebro un entrenamiento completo.

- **Sigue tu progreso:** Haz un seguimiento de tu rendimiento y progreso a lo largo del tiempo controlando tus puntuaciones, tiempos de realización y tendencias de mejora en varias actividades de entrenamiento cerebral. Muchas aplicaciones de entrenamiento cerebral ofrecen funciones integradas que te permiten seguir tu progreso y visualizar tu mejora a través de métricas y análisis de rendimiento detallados.

- **Sé constante y persistente:** Comprométete a mantener una rutina de entrenamiento cerebral constante, incorporándola a tu horario diario como un hábito regular. La constancia es la clave para cosechar los beneficios a largo plazo del entrenamiento cerebral, así que esfuérzate por dar prioridad a tu salud cognitiva y mantén tu práctica diaria, incluso en días ajetreados o cuando tengas otros compromisos.

- **Desafíate a ti mismo y diviértete:** Aborda tus sesiones de entrenamiento cerebral con una mentalidad positiva y curiosa, aceptando el reto de enfrentarte a tareas nuevas y progresivamente más difíciles. Desafíate a ir más allá de tu zona de confort y esfuérzate continuamente por mejorar, al tiempo que disfrutas del proceso y te diviertes con los juegos y las actividades.

Ejercicio 12: Mantener la constancia aunque no quieras

Saber cómo cuidar de tu salud cerebral es importante, pero puede que te resulte abrumador incorporar sistemáticamente a tu vida diaria las estrategias que te han proporcionado. Puede que incluso te cueste elegir una actividad concreta. En este ejercicio, vas a elaborar un plan que te ayude a poner en práctica los conocimientos que has adquirido y a combatir el aburrimiento que puede surgir de practicar la misma actividad una y otra vez.

Paso 1: La lista de actividades

Además de las actividades de este capítulo, a lo largo de este libro hemos explorado diversas técnicas que te ayudarán a mejorar la salud de tu cuerpo y de tu mente. En un cuaderno, elabora una lista de estas actividades. Asegúrate de añadir cualquier actividad que te haya resultado útil. Incluso puede ser útil anotar cómo te ha ayudado esta actividad (una o dos frases servirán).

Ahora que tienes tu lista, vas a separar las actividades en categorías. Incluso puedes añadir actividades adicionales como hábitos diarios, hábitos de sueño y cualquier reto en el que quieras trabajar. Aquí he dado ejemplos de tres posibles categorías:

- **Hábitos cotidianos:** Cualquier hábito que practiques a diario, como tomar medicamentos o vitaminas, comer, beber agua y dormir. Si tienes una rutina específica para un hábito (comer podría implicar actividades de preparación de comidas y hacer la compra, mientras que los hábitos de sueño incluyen una rutina nocturna), anótala también.

- **Hábitos de ejercicio:** Anota las actividades físicas en las que disfrutas participando. Si tienes rutinas específicas en torno al ejercicio (como estiramientos o escuchar un podcast mientras haces ejercicio), inclúyelo.

- **Aficiones:** Es importante dedicar tiempo a las cosas que te importan. Esto puede incluir ir a una clase de baile, pintar, tejer o incluso aprender un instrumento.

- **Cuidado del cerebro:** Actividades como hacer puzzles, aprender sobre algo que te interese, ir a museos o leer, por ejemplo, entrarían en esta categoría.

Paso 2: La tabla de plazos

En este paso, determinaremos las restricciones de tiempo para las actividades que hemos clasificado en el Paso 1. Esto te ayudará a decidir qué actividades merecen tu atención inmediata, así como cuáles pueden completarse cuando el tiempo lo permita.

Empieza por coger la lista de actividades del paso anterior (que se separaron en categorías) y colócalas en la siguiente tabla de plazos.

Ten en cuenta que las actividades de esta tabla cambiarán cada semana según cambie tu agenda. Al fin y al cabo, el cumpleaños de tu amigo no es un acontecimiento semanal y puede que hayas hecho suficiente compra y preparación de comidas para dos semanas y no necesites hacerlo esta semana. Así que asegúrate de ajustar la tabla en consecuencia.

Limitado en el tiempo: Corto	Actividades importantes que requieren tu atención todos los días o que tienen una fecha límite. Por ejemplo, levantarte a las 6:30 cada mañana y dar un paseo matutino a las 7:00.
Limitada en el tiempo: Medio	Cualquier actividad que sea importante pero no urgente. Por ejemplo, dedicar tiempo a hacer la compra y preparar la comida. Incluso las actividades de salud mental, como llevar un diario, pueden considerarse importantes.
Limitada en el tiempo: Largo	Actividades que no son urgentes, pero que necesitarán tu atención en la próxima semana o mes. Esto incluiría dedicar tiempo a aficiones y juegos para entrenar el cerebro.
En función del tiempo: Cuando el tiempo lo permita	Actividades que te gustaría hacer cuando el tiempo lo permita. El reto de la lectura de etiquetas o cambiar tus recetas por otras nuevas son ejemplos de ello.

Recuerda que esta tabla cambiará cada semana y *sólo* debe contener las actividades en las que te centrarás durante esa semana concreta. Hacer un ciclo de actividades es importante porque te permite elegir ejercicios que te gusten y que se ajusten a tus necesidades energéticas y a tu horario.

Paso 3: El programa semanal

A continuación, crearás tu horario para la semana utilizando los dos pasos anteriores. Ten en cuenta que es importante reservar tiempo para ocuparte de las distintas actividades. Considera la posibilidad de ponerles un límite de tiempo para ayudarte. También es útil anotar los objetivos semanales que puedas tener para prestarles atención.

Por ejemplo, podrías proponerte hacer ejercicio tres veces a la semana durante 30 minutos. También podrías establecer límites, como limitar el tiempo que pasas frente a una pantalla a unas pocas horas al día. Pero asegúrate de sustituir un hábito como éste por otro diferente, como trabajar en un rompecabezas cerebral en su lugar.

Ahora puedes utilizar la tabla de planificación semanal para organizar tus días. En lugar de limitarte a rellenar las actividades laborales, bloquearás el tiempo para las actividades de la tabla de horarios. Intenta también evitar agobiarte. No es necesario que hagas todas las actividades en un solo día o semana. He proporcionado un ejemplo de lo que podría parecer en la tabla siguiente. Sin embargo, puedes enfocar la tabla de la forma que te resulte más cómoda.

Lunes	Tareas del día:
Levántate a las 7 de la mañana.	Pide cita para la próxima revisión.
Meditación de Atención Plena	
Desayuno	
Toma medicación	
Trabaja en	
Cena	
Empezar mi nueva novela de misterio	
Martes	**Tareas del día:**
Levántate a las 7 de la mañana.	Llama a la abuela y pregúntale por su viaje.
Actividad de diario	
Desayuno	
Toma medicación	
Trabaja en	
Cena	
Mi tiempo	

Miércoles	**Tareas del día:**
Levántate a las 7 de la mañana.	
Yoga	
Desayuno	
Toma medicación	
Trabaja en	
Cena	
Cena familiar a las 19 h.	
Jueves	**Tareas del día:**
Levántate a las 7 de la mañana.	Recados
Mañana libre	
Desayuno	
Toma medicación	
Trabaja en	
Clase de música a las 18:30 h.	
Cena	

Viernes	Tareas del día:
Levántate a las 7 de la mañana.	Lavandería
Actividad de entrenamiento cerebral: Crucigrama	
Desayuno	
Toma medicación	
Trabaja en	
Cena	
Pintar	
Sábado	**Tareas del día:**
Levántate a las 7 de la mañana.	
Desayuno	
Toma medicación	
Senderismo con Ruby a las 8 a.m.	
Almuerzo temprano a las 11 a.m.	
Planificación de comidas a las 14 h.	
Noche de juegos con amigos a las 18.00 h - trae bocadillos	

Domingo	Tareas del día:
Levántate a las 7 de la mañana.	Planifica la semana que tienes por delante
Desayuno	
Toma medicación	
Compra en el supermercado a las 11 de la mañana.	
Preparación de comidas de 14 a 16 h.	
Noche de cine	

Consejos para el éxito

Si estás trabajando en un objetivo concreto, como mejorar tu sueño, podrías dividir la actividad en pasos más pequeños y fáciles de conseguir que se incluirían en tu horario o se guardarían en una lista aparte a la que podrías acudir fácilmente cuando fuera necesario. Estos pasos deben establecer exactamente qué hay que hacer y para cuándo. Por ejemplo:

- Levantarse todas las mañanas a la misma hora, como a las 6 de la mañana.

- Ten una rutina matutina, como hacer la cama nada más despertarte, hacer una ligera rutina de estiramientos y luego prepararte para el día, por ejemplo.

- Por la noche, intenta terminar de trabajar tres horas antes de acostarte para que puedas practicar una rutina de relajación mental. Esto puede incluir dedicarte a un pasatiempo relajante o encender una luz más tenue.

Referencias

Las referencias proporcionadas aquí incluyen una mezcla de artículos científicos y sitios web que proporcionan información valiosa y a los que puedes acceder fácilmente para realizar lecturas adicionales. Ten en cuenta que constantemente se realizan nuevos estudios. Puedes utilizar los recursos aquí expuestos para ayudarte a construir tu base de conocimientos y tomar las riendas de tu viaje hacia la salud.

Ajimera, R. (2020, 2 de junio). *Índice glucémico: Qué es y cómo utilizarlo*. Healthline. https://www.healthline.com/nutrition/glycemic-index#what-it-is

Altayyar, M., Nasser, J. A., Thomopoulos, D., & Bruneau, M. (2022). La implicación de la cetosis fisiológica en el cerebro cognitivo: Una revisión narrativa. *Nutrients, 14*(3), 513. https://doi.org/10.3390/nu14030513

An, Q., Kelley, M. M., Hanners, A., & Yen, P.-Y. (2023). Desarrollo sostenible para aplicaciones móviles de salud utilizando el proceso de diseño centrado en el ser humano (preprint). *Investigación Formativa JMIR*. https://doi.org/10.2196/45694

Attia, P., y Gifford, B. (2023). *Sobrevivir: La Ciencia y el Arte de la Longevidad*. Vermilion.

Avgerinos, K. I., Spyrou, N., Bougioukas, K. I., & Kapogiannis, D. (2018). Efectos de la suplementación con creatina en la función cognitiva de individuos sanos: Una revisión sistemática de ensayos controlados aleatorizados. *Gerontología Experimental, 108*, 166-173. https://doi.org/10.1016/j.exger.2018.04.013

Beard, E., Lengacher, S., & Dias, S. (2021). *Los astrocitos como reguladores clave del metabolismo energético cerebral: Nuevas perspectivas terapéuticas. 12*.

https://www.frontiersin.org/articles/10.3389/fphys.2021.825816/full

Cacciatore, M., Grasso, E. A., Tripodi, R., & Chiarelli, F. (2022). Impacto del metabolismo de la glucosa en el cerebro en desarrollo. *Fronteras de la Endocrinología, 13*. https://doi.org/10.3389/fendo.2022.1047545

Calkin, C. V., Gardner, D. M., Ransom, T., & Alda, M. (2013). La relación entre el trastorno bipolar y la diabetes tipo 2: Algo más que trastornos comórbidos. *Anales de Medicina, 45*(2), 171-181. https://doi.org/10.3109/07853890.2012.687835

CDC. (2022, 21 de mayo). *Los efectos de la diabetes en el cerebro*. Centros para el Control y la Prevención de Enfermedades. https://www.cdc.gov/diabetes/library/features/diabetes-and-your-brain.html

Chen S, Zhang Y. (2023). Mecanismo y aplicación *del Lactobacillus* en la periodontitis asociada a la diabetes tipo 2. *Front Salud Pública*. 30;11:1248518. doi: 10.3389/fpubh.2023.1248518.

Chia, C. W., Egan, J. M., & Ferrucci, L. (2018). Cambios relacionados con la edad en el metabolismo de la glucosa, la hiperglucemia y el riesgo cardiovascular. *Circulation Research, 123*(7), 886-904. https://doi.org/10.1161/circresaha.118.312806

Clapp, M., Aurora, N., Herrera, L., Bhatia, M., Wilen, E., & Wakefield, S. (2017). Efecto de la microbiota intestinal en la salud mental: El eje intestino-cerebro. *Clínicas y Práctica, 7*(4). https://www.ncbi.nlm.nih.gov/pmc/articles/PMC5641835/

Monitorización continua de la glucosa. (sin fecha). Instituto Nacional de Diabetes y Enfermedades Digestivas y Renales. https://www.niddk.nih.gov/healthinformation/diabetes/overview/managing-diabetes/continuous-glucose-monitoring

Corinne O'Keefe Osborn. (2017, 27 de junio). *Cómo reconocer y controlar un pico de azúcar en sangre*. Healthline; Healthline Media. https://www.healthline.com/health/blood-sugar-spike

da Luz Scheffer, D., & Latini, A. (2020). Respuesta del sistema inmunitario inducida por el ejercicio: Estado antiinflamatorio en órganos periféricos y centrales. *Biochimica et Biophysica Acta. Bases Moleculares de la Enfermedad, 1866*(10). https://doi.org/10.1016/j.bbadis.2020.165823

de la Monte, S. M., y Wands, J. R. (2008). La enfermedad de Alzheimer es diabetes de tipo 3: revisión de la evidencia. *Revista de Ciencia y Tecnología de la Diabetes, 2*(6), 1101-1113. https://doi.org/10.1177/193229680800200619

Deshpande, O. A., & Mohiuddin, S. S. (2020). *Bioquímica, fosforilación oxidativa.* PubMed; StatPearls Publishing. https://www.ncbi.nlm.nih.gov/books/NBK553192/

Duelli, R., y Kuschinsky, W. (2001). Transportadores cerebrales de glucosa: Relación con la demanda local de energía. *Fisiología, 16*(2), 71-76. https://doi.org/10.1152/physiologyonline.2001.16.2.71

Edwards, S. (2016). *El azúcar y el cerebro.* Hms.harvard.edu; Facultad de Medicina de Harvard. https://hms.harvard.edu/news-events/publications-archive/brain/sugar-brain

Egea MB, Oliveira Filho JG, Lemes AC (2023). Investigando la Eficacia de *Saccharomyces boulardii* en el Tratamiento del Síndrome Metabólico: Una revisión narrativa de lo que se sabe hasta ahora. *Int J Mol Sci,* 24(15):12015. doi: 10.3390/ijms241512015.

Emamghoreishi, M., Farrokhi, M. R., Amiri, A., & Keshavarz, M. (2019). Mecanismo neuroprotector del cinamaldehído contra el amiloide-β en la línea celular neuronal SHSY5Y: El papel de los receptores de n-metil-d-aspartato, rianodina y adenosina y de la glucógeno sintasa

quinasa-3β. *Revista Avicena de Fitomedicina*, 9(3), 271-280.
https://www.ncbi.nlm.nih.gov/pmc/articles/PMC6526042/

Essa, M., Al-Adawi, S., Memon, M., Manivasagam, T., Akbar, M. y Subash, S.
(2014). Efectos neuroprotectores de las bayas en las enfermedades
neurodegenerativas. *Investigación sobre Regeneración Neural*, 9(16), 1557.
https://doi.org/10.4103/1673-5374.139483

Fijan, S. (2014). Microorganismos con propiedades probióticas reivindicadas:
una visión general de la literatura reciente. *Revista Internacional de
Investigación Medioambiental y Salud Pública*, 11(5), 4745-4767.
https://doi.org/10.3390/ijerph110504745

Freeman, A. M., y Pennings, N. (2019). *Resistencia a la insulina*. Nih.gov;
StatPearls   Publishing.
https://www.ncbi.nlm.nih.gov/books/NBK507839/

Fujiwara Y, Eguchi S, Murayama H, Takahashi Y, Toda M, Imai K, Tsuda K.
(2019). Relación entre dieta/ejercicio y farmacoterapia para mejorar
los niveles de GLP-1 en la diabetes tipo 2. Endocrinol Diabetes Metab.
2(3):e00068. doi: 10.1002/edm2.68.

Gómez-Virgilio, L., María-del-Carmen Silva-Lucero, Diego-Salvador Flores-
Morelos, Gallardo-Nieto, J., López-Toledo, G., Arminda-Mercedes
Abarca-Fernández, Zacapala-Gómez, A. E., José Luna-Muñoz, F.
Montiel-Sosa, Soto-Rojas, L. O., Mar Pacheco-Herrero, & Maria-del-
Carmen Cárdenas-Aguayo. (2022). *Autofagia: Un regulador clave de la
homeostasis y la enfermedad: Una visión general de los mecanismos moleculares y*

moduladores. *11*(15), 2262-2262. https://doi.org/10.3390/cells11152262

Górna, I., Napierala, M., & Florek, E. (2020). Uso de cigarrillos electrónicos y desarrollo del síndrome metabólico: Una revisión crítica. *Tóxicos, 8*(4), 105. https://doi.org/10.3390/toxics8040105

Goyal, M. S., y Raichle, M. E. (2018). Necesidades de glucosa del cerebro humano en desarrollo. *Revista de Gastroenterología y Nutrición Pediátricas, 66,* S46-S49. https://doi.org/10.1097/mpg.0000000000001875

Grandner, M. A., Seixas, A., Shetty, S., & Shenoy, S. (2016). Duración del sueño y riesgo de diabetes: Tendencias poblacionales y mecanismos potenciales. *Informes actuales sobre la diabetes, 16*(11). https://doi.org/10.1007/s11892-016-0805-8

Gudden, J., Arias Vásquez, A., & Bloemendaal, M. (2021). Los efectos del ayuno intermitente en la función cerebral y cognitiva. *Nutrients, 13*(9), 3166. https://doi.org/10.3390/nu13093166

Harris, R. A., & Harper, E. T. (2015). Vía glucolítica. *ELS,* 1–8. https://doi.org/10.1002/9780470015902.a0000619.pub3

Hirotsu, C., Tufik, S., y Andersen, M. L. (2015). Interacciones entre sueño, estrés y metabolismo: De las condiciones fisiológicas a las patológicas. *Sleep Science, 8*(3), 143-152. https://doi.org/10.1016/j.slsci.2015.09.002

Holland, K. (2018, 9 de mayo). *La conexión entre el azúcar y la depresión.* Healthline; Healthline Media. https://www.healthline.com/health/depression/sugar-and-depression#carbohydrates-and-depression

Holst JJ. (2007). La fisiología del péptido 1 similar al glucagón. Physiol Rev. 87(4):1409-39. doi: 10.1152/physrev.00034.2006.

Jafari-Vayghan, H., Varshosaz, P., Hajizadeh-Sharafabad, F., Razmi, H. R., Amirpour, M., Tavakoli-Rouzbehani, O. M., Alizadeh, M., & Maleki, V. (2020). Una visión global del efecto de la suplementación con glutamina sobre las variables metabólicas en la diabetes mellitus: una revisión sistemática. *Nutrición y Metabolismo, 17*(1). https://doi.org/10.1186/s12986-020-00503-6

Jena, A. B., Samal, R. R., Bhol, N. K. y Duttaroy, A. K. (2023). El sistema rojo-ox celular en la salud y la enfermedad: La última actualización. *Biomedicina y Farmacoterapia, 162*, 114606. https://doi.org/10.1016/j.biopha.2023.114606

Jessen, N. A., Munk, A. S. F., Lundgaard, I., & Nedergaard, M. (2015). El sistema glinfático: Guía para principiantes. *Investigación Neuroquímica, 40*(12), 2583-2599. https://doi.org/10.1007/s11064-015-1581-6

Kay, I. (2019, 21 de octubre). *¿Es tu trastorno del estado de ánimo un síntoma de inestabilidad del azúcar en sangre?* Sph.umich.edu. https://sph.umich.edu/pursuit/2019posts/mood-blood-sugar-kujawski.html

Kelesidis, T., & Pothoulakis, C. (2012). Eficacia y seguridad del probiótico saccharomyces boulardii para la prevención y el tratamiento de trastornos gastrointestinales. *Avances Terapéuticos en Gastroenterología, 5*(2), 111-125. https://doi.org/10.1177/1756283X11428502

Kessler K, Hornemann S, Petzke KJ, Kemper M, Kramer A, Pfeiffer AF, Pivovarova O, Rudovich N. (2017) El efecto de la distribución diurna de hidratos de carbono y grasas sobre el control glucémico en humanos: un ensayo controlado aleatorizado. Sci Rep. 8;7:44170. doi: 10.1038/srep44170.

Knüppel, A., Shipley, M. J., Llewellyn, C. H., & Brunner, E. J. (2017). Ingesta de azúcar de alimentos y bebidas dulces, trastorno mental común y depresión: Hallazgos prospectivos del estudio Whitehall II. *Informes científicos, 7*(1). https://doi.org/10.1038/s41598-017-05649-7

Kochman, J., Jakubczyk, K., Antoniewicz, J., Mruk, H., & Janda, K. (2020). Beneficios para la salud y composición química del té verde matcha:

Una   revisión.   *Moléculas,*   *26*(1),   85.
https://doi.org/10.3390/molecules26010085

Kota, S., Modi, K., & Satya Krishna, S. (2013). Variabilidad glucémica: Implicaciones clínicas. *Indian Journal of Endocrinology and Metabolism,* *17*(4), 611. https://doi.org/10.4103/2230-8210.113751

Kumar, A., Jhilam Pramanik, Goyal, N., Chauhan, D., Nevin Sanlier, Dr. Bhupendra Prajapati y Chaiyavat Chaiyasut. (2023). La microbiota intestinal en la ansiedad y la depresión: Desvelando las relaciones y las opciones   de   gestión.   *Pharmaceuticals,*   *16*(4),   565-565.
https://doi.org/10.3390/ph16040565

Lazar, S. W., Kerr, C. E., Wasserman, R. H., Gray, J. R., Greve, D. N., Treadway, M. T., McGarvey, M., Quinn, B. T., Dusek, J. A., Benson, H., Rauch, S. L., Moore, C. I. y Fischl, B. (2005). La experiencia meditativa se asocia a un mayor grosor cortical. *Neuroreport,* *16*(17), 1893-1897.
https://www.ncbi.nlm.nih.gov/pmc/articles/PMC1361002/

Lee, C.-H., & Giuliani, F. (2019). El papel de la inflamación en la depresión y la   fatiga.   *Fronteras   de   la   Inmunología,*   *10*(1696).
https://doi.org/10.3389/fimmu.2019.01696

Liemburg-Apers, D. C., Willems, P. H. G. M., Koopman, W. J. H., & Grefte, S. (2015). Interacciones entre las especies reactivas de oxígeno mitocondriales y el metabolismo celular de la glucosa. *Archivos de Toxicología,* *89*(8), 1209-1226. https://doi.org/10.1007/s00204-015-1520-y

Liu, P. Z., y Nusslock, R. (2018). Neurogénesis mediada por el ejercicio en el hipocampo a través del BDNF. *Fronteras de la Neurociencia,* *12*(52). https://doi.org/10.3389/fnins.2018.00052

Luo, J. Z., & Luo, L. (2009). El ginseng en la hiperglucemia: Efectos y mecanismos. *Medicina Complementaria y Alternativa Basada en la Evidencia,* *6*(4), 423-427. https://doi.org/10.1093/ecam/nem178

Ma, X., Nan, F., Liang, H., Shu, P., Fan, X., Song, X., Hou, Y., & Zhang, D. (2022). Ingesta excesiva de azúcar: Un cómplice de la inflamación. *Fronteras de la Inmunología*, *13*(13). https://doi.org/10.3389/fimmu.2022.988481

Manoogian ENC, Chow LS, Taub PR, Laferrère B, Panda S. (2022). Alimentación restringida en el tiempo para la prevención y el tratamiento de las enfermedades metabólicas. Endocr Rev. 2022 43(2):405-436. doi: 10.1210/endrev/bnab027.

Maret, W. (2017). El zinc en la biología de los islotes pancreáticos, la sensibilidad a la insulina y la diabetes. *Nutrición Preventiva y Ciencia de los Alimentos*, *22*(1), 1-8. https://doi.org/10.3746/pnf.2017.22.1.1

Meng, S., Cao, J., Feng, Q., Peng, J., & Hu, Y. (2013). Funciones del ácido clorogénico en la regulación del metabolismo de la glucosa y los lípidos: Una revisión. *Medicina Complementaria y Alternativa Basada en la Evidencia*, *2013*, 1-11. https://doi.org/10.1155/2013/801457

Mergenthaler, P., Lindauer, U., Dienel, G. A., & Meisel, A. (2013). Azúcar para el cerebro: El papel de la glucosa en la función cerebral fisiológica y patológica. *Tendencias en Neurociencias*, *36*(10), 587-597. https://doi.org/10.1016/j.tins.2013.07.001

Moreira FD, Reis CEG, Welker AF, Gallassi AD. (2022) La Ingesta Aguda de Linaza Reduce la Glucemia Postprandial en Sujetos con Diabetes Tipo 2: Un Ensayo Clínico Cruzado Aleatorizado. Nutrientes. 10;14(18):3736. doi: 10.3390/nu14183736.

Monte Sinaí. (s.f.). *Información sobre los ácidos grasos omega-6 | Mount Sinai - Nueva York*. Mount Sinai Health System. https://www.mountsinai.org/health-library/supplement/omega-6-fatty-acids

Mroj Alassaf, & Rajan, A. (2023). La resistencia glial a la insulina inducida por la dieta perjudica la eliminación de restos neuronales en el cerebro de drosophila. *PLOS Biology*, *21*(11), e3002359-e3002359. https://doi.org/10.1371/journal.pbio.3002359

Mu, Q., Tavella, V. J., & Luo, X. M. (2018). Papel del lactobacillus reuteri en la salud y las enfermedades humanas. *Fronteras de la Microbiología*, *9*(757). https://doi.org/10.3389/fmicb.2018.00757

Institutos Nacionales de Salud. (s.f.). *Oficina de suplementos dietéticos - suplementos dietéticos para trastornos mitocondriales primarios.* Ods.od.nih.gov. https://ods.od.nih.gov/factsheets/PrimaryMitochondrialDisorders-HealthProfessional/

Institutos Nacionales de Salud. (2016). *Oficina de suplementos dietéticos - magnesio.* Institutos Nacionales de Salud. https://ods.od.nih.gov/factsheets/Magnesium-HealthProfessional/

Institutos Nacionales de Salud. (2017). *Oficina de suplementos dietéticos - hoja informativa sobre suplementos dietéticos: Cromo.* Nih.gov. https://ods.od.nih.gov/factsheets/Chromium-HealthProfessional/

Institutos Nacionales de Salud. (2021, 26 de marzo). *Oficina de suplementos dietéticos - selenio.* Nih.gov. https://ods.od.nih.gov/factsheets/selenium-healthprofessional/

Institutos Nacionales de Salud. (2022, 6 de octubre). *Oficina de suplementos dietéticos - calcio.* Nih.gov. https://ods.od.nih.gov/factsheets/Calcium-HealthProfessional/

Biblioteca Nacional de Medicina. (1999). Vanadio: ¿ayuda para los problemas de azúcar en sangre? *TreatmentUpdate*, *11*(6), 5-7. https://pubmed.ncbi.nlm.nih.gov/11366936/

Neukirchen, T., Radach, R. y Vorstius, C. (2022). Sensibilidad cognitiva a la glucosa: proponiendo un vínculo entre el rendimiento cognitivo y la dependencia de la captación externa de glucosa. *Nutrición y Diabetes*, *12*(1). https://doi.org/10.1038/s41387-022-00191-6

Norat, P., Soldozy, S., Sokolowski, J. D., Gorick, C. M., Kumar, J. S., Chae, Y., Yağmurlu, K., Prada, F., Walker, M., Levitt, M. R., Price, R. J., Tvrdik, P., & Kalani, M. Y. S. (2020). Disfunción mitocondrial en los trastornos neurológicos: Explorando el trasplante mitocondrial. *Npj Medicina Regenerativa*, *5*(1). https://doi.org/10.1038/s41536-020-00107-x

Pilcher JJ, Morris DM, Donnelly J, Feigl HB. Interacciones entre los hábitos de sueño y el autocontrol. (2015) Front Hum Neurosci. 11;9:284. doi: 10.3389/fnhum.2015.00284.

Qin, B., Panickar, K. S. y Anderson, R. A. (2010). La canela: Papel potencial en la prevención de la resistencia a la insulina, el síndrome metabólico y la diabetes de tipo 2. *Revista de Ciencia y Tecnología de la Diabetes*, *4*(3), 685-693. https://www.ncbi.nlm.nih.gov/pmc/articles/PMC2901047/

Raman, R. (2019, 26 de septiembre). 6 efectos secundarios del exceso de canela. Healthline; Healthline Media. https://www.healthline.com/nutrition/side-effects-of-cinnamon

Ramezani, M., Fernando, M., Eslick, S., Asih, P. R., Shadfar, S., E.M.S. Bandara, Hillebrandt, H., Silochna Meghwar, Shahriari, M., Chatterjee, P., Thota, R. N., Dias, C. B., Garg, M. L., & Martins, R. N. (2023). Los cuerpos cetónicos median en las alteraciones del metabolismo energético cerebral y los biomarcadores de la enfermedad de Alzheimer. *Frontiers in Neuroscience*, *17*. https://doi.org/10.3389/fnins.2023.1297984

Robinson MM, Lowe VJ, Nair KS. (2018). Aumento de la captación de glucosa cerebral tras 12 semanas de entrenamiento aeróbico de intervalos de alta intensidad en adultos jóvenes y mayores. J Clin Endocrinol Metab. 103(1):221-227. doi: 10.1210/jc.2017-01571.

Rodrigues, V. F., Elias-Oliveira, J., Pereira, Í. S., Pereira, J. A., Barbosa, S. C., Machado, M. S. G., & Carlos, D. (2022). Akkermansia muciniphila y sistema inmunitario intestinal: Una buena amistad que atenúa la enfermedad inflamatoria intestinal, la obesidad y la diabetes. *Frontiers in Immunology*, *13*. https://doi.org/10.3389/fimmu.2022.934695

Rodríguez Meléndez, R. (2000). [Importancia del metabolismo de la biotina]. *Revista de Investigación Clínica; Órgano Del Hospital de Enfermedades de La*

Nutrición, 52(2), 194-199. https://pubmed.ncbi.nlm.nih.gov/10846444/

Rohm, T. V., Meier, D. T., Olefsky, J. M., & Donath, M. Y. (2022). La inflamación en la obesidad, la diabetes y los trastornos relacionados. *Inmunidad,* 55(1), 31-55. https://doi.org/10.1016/j.immuni.2021.12.013

Sevinc, G., Rusche, J., Wong, B., Datta, T., Kaufman, R., Gutz, S. E., Schneider, M., Todorova, N., Gaser, C., Thomalla, G., Rentz, D., Dickerson, B. D., & Lazar, S. W. (2021). El entrenamiento en Atención Plena mejora la cognición y refuerza la conectividad intrínseca entre el hipocampo y el córtex posteromedial en adultos mayores sanos. *Frontiers in Aging Neuroscience, 13.* https://doi.org/10.3389/fnagi.2021.702796

Sezer, H., Yazici, D., Copur, S., Dagel, T., Deyneli, O., & Kanbay, M. (2020). La relación entre la variabilidad glucémica y la variabilidad de la presión arterial en individuos normoglucémicos normotensos. *Blood Pressure Monitoring, Publish Ahead of Print.* https://doi.org/10.1097/mbp.0000000000000491

Sharma, K., Akre, S., Chakole, S., & Wanjari, M. B. (2022). Diabetes inducida por el estrés: A Review. *Cureus, 14*(9). https://doi.org/10.7759/cureus.29142

Shishehbor F, Mansoori A, Shirani F. El consumo de vinagre puede atenuar las respuestas postprandiales de la glucosa y la insulina; una revisión sistemática y metaanálisis de ensayos clínicos.(2017) Diabetes Res Clin Pract. 127:1-9. doi: 10.1016/j.diabres.2017.01.021.

Shrivastava, S., Sharma, A., Saxena, N., Bhamra, R., & Kumar, S. (2023). Abordando la perspectiva preventiva y terapéutica de la berberina contra la diabetes. *Heliyon, 9*(11), e21233. https://doi.org/10.1016/j.heliyon.2023.e21233

Sleiman, S. F., Henry, J., Al-Haddad, R., El Hayek, L., Abou Haidar, E., Stringer, T., Ulja, D., Karuppagounder, S. S., Holson, E. B., Ratan, R. R., Ninan, I., & Chao, M. V. (2016). El ejercicio promueve la expresión del factor neurotrófico derivado del cerebro (BDNF) mediante la acción del cuerpo cetónico β-hidroxibutirato. *ELife, 5*(e15092). https://doi.org/10.7554/elife.15092

Stull AJ. (2016) El impacto de los arándanos en la resistencia a la insulina y la intolerancia a la glucosa. Antioxidantes (Basilea). 29;5(4):44. doi: 10.3390/antiox5040044.

Thomas E, Ficarra S, Nakamura M, Drid P, Trivic T, Bianco A. (2024). Los Efectos del Ejercicio de Estiramiento en los Niveles de Glucosa en Sangre: Una Revisión Sistemática con Metaanálisis. Sports Med Open. 10(1):15. doi: 10.1186/s40798-023-00661-w.

Tinsley, G. (2017, 12 de mayo). *Revisión de los 6 mejores tipos de creatina.* Healthline. https://www.healthline.com/nutrition/types-of-creatine

Twarda-Clapa, A., Olczak, A., Białkowska, A. M., & Koziołkiewicz, M. (2022). Productos finales de la glicación avanzada (AGE): Formación, química, clasificación, receptores y enfermedades relacionadas con los AGE. *Cells, 11*(8), 1312. https://doi.org/10.3390/cells11081312

Uribarri J, Woodruff S, Goodman S, Cai W, Chen X, Pyzik R, Yong A, Striker GE, Vlassara H. (2010). Productos finales de glicación avanzada en los alimentos y guía práctica para su reducción en la dieta. J Am Diet Assoc. Jun;110(6):911-16.e12. doi: 10.1016/j.jada.2010.03.018.

Vallat R, Shah VD, Walker MP. (2023). Las ondas cerebrales coordinadas del sueño humano cartografían la homeostasis periférica de la glucosa corporal. Cell Rep Med. 18;4(7):101100. doi: 10.1016/j.xcrm.2023.101100.

Walker, M. P. (2017). Por qué dormimos: Desbloqueando el poder del sueño y los sueños. Scribner, una editorial de Simon & Schuster, Inc.

Wani, A. L., Bhat, S. A., & Ara, A. (2015). Los ácidos grasos omega-3 y el tratamiento de la depresión: Una revisión de las pruebas científicas. *Investigación en Medicina Integrativa*, *4*(3), 132-141. https://doi.org/10.1016/j.imr.2015.07.003

Xiao, X., Luo, Y., & Peng, D. (2022). Comprensión actualizada de la diafonía entre glucosa/insulina y metabolismo del colesterol. *Frontiers in Cardiovascular Medicine*, *9*. https://doi.org/10.3389/fcvm.2022.879355

Yang, H., Shan, W., Zhu, F., Wu, J., & Wang, Q. (2019). Cuerpos cetónicos en las enfermedades neurológicas: Enfoque en la neuroprotección y los mecanismos subyacentes. *Fronteras de la Neurología*, *10*. https://doi.org/10.3389/fneur.2019.00585

Zaplatosch, M. E., y Adams, W. M. (2020). El efecto de la hipohidratación aguda sobre los indicadores de la regulación glucémica, el apetito, el metabolismo y el estrés: Una revisión sistemática y un metaanálisis. *Nutrients*, *12*(9), 2526. https://doi.org/10.3390/nu12092526

Zhao, Y., Jia, M., Chen, W., & Liu, Z. (2022). Efectos neuroprotectores del ayuno intermitente sobre el envejecimiento cerebral y las enfermedades neurodegenerativas mediante la regulación de la función mitocondrial. *Biología y Medicina de los Radicales Libres, 182*, 206-218. https://doi.org/10.1016/j.freeradbiomed.2022.02.021

Zeng Y, Wu Y, Zhang Q, Xiao X. (2024). Interacción entre el péptido 1 similar al glucagón y la microbiota intestinal en las enfermedades metabólicas. mBio. 15(1):e0203223. doi: 10.1128/mbio.02032-23.

Zivkovic, A. M., Telis, N., German, J. B., & Hammock, B. D. (2011). Los ácidos grasos omega-3 de la dieta ayudan a modular la inflamación y la salud metabólica. *California Agriculture, 65*(3), 106-111. https://doi.org/10.3733/ca.v065n03p106

www.ingramcontent.com/pod-product-compliance
Lightning Source LLC
Chambersburg PA
CBHW051729020426
42333CB00014B/1231